LAURY THILLEMAN

avec Delphine Langlois

Mon challenge BEAUTÉ DU VISAGE AU TOP !

FIRST ÉDITIONS

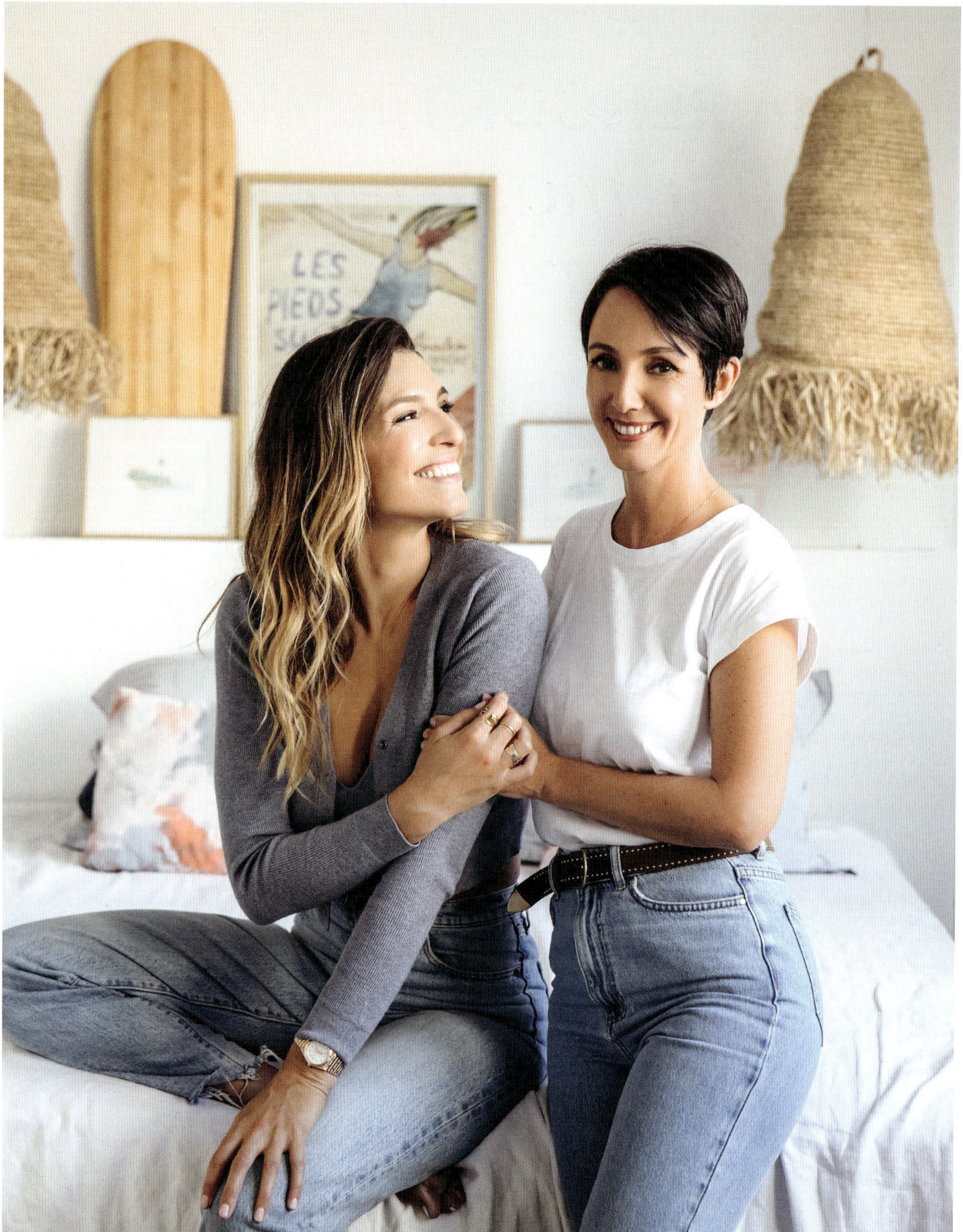
LES
PIEDS

MA RENCONTRE AVEC *une magicienne du visage...*

Delphine m'a contactée pour me faire tester sa méthode de massage du visage dans son institut de facialiste, rue Boissy-d'Anglas dans le 8e arrondissement de Paris.

« *Un massage du visage ? Mais pour quoi faire ?* » me suis-je demandé sans réfléchir. Et comme mes 30 ans (et mes premières rides) se pointaient, je me suis laissée tenter... Après tout, ça ne pouvait pas me faire de mal ! Gooo !

À ce moment-là, je n'imagine pas une seconde que ses mains vont me faire voyager aussi loin qu'un aller-retour Paris-Papeete ! Je découvre alors un autre espace-temps. Celui de la pleine conscience de mon visage et de la cinquantaine de muscles qui le compose... tous responsables de près ou de loin du vieillissement cutané que l'on subit toutes, qu'on ne le veuille ou non !

Delphine a littéralement donné un cours de gymnastique à mon visage ! Non pas des squats et des burpees mais plutôt un échauffement, du stretching et des pincements ultra-toniques ! Chacun des muscles qui anime mon petit minois en a pris pour son grade, mais toujours avec douceur et technicité.

L'objectif : redonner du volume aux tissus et estomper les rides of course !!!

Une heure plus tard, je ressors de chez cette magicienne aux doigts d'or, complètement défroissée, défatiguée, liftée et repulpée ! En un mot, ÉNERGISÉE de l'intérieur comme de l'extérieur... À tel point que les gens avec qui j'ai rendez-vous juste après me demandent pourquoi j'ai l'air si rayonnante et reposée ! « *Tu reviens de vacances ? T'as fait de la chirurgie esthétique ?* ». S'ils savaient !

Au-delà du moment unique que je viens de vivre, Delphine réussit à faire germer en moi l'idée que masser son visage est aussi important que son corps. Cela permet de prendre conscience de sa peau, de son image, de son état physique et émotionnel...

Une fois chez moi, je n'ai qu'une envie : reproduire la même gestuelle pour en garder un max de bénéfices tant sur le plan physiologique qu'énergétique ! Et aussi partager ma trouvaille avec le monde entier !

Et voici le résultat ! Vous le tenez entre vos mains et n'avez plus qu'à inspirer et expirer profondément avant de vous y mettre !! Enjoyyyy !

Laury

Sommaire

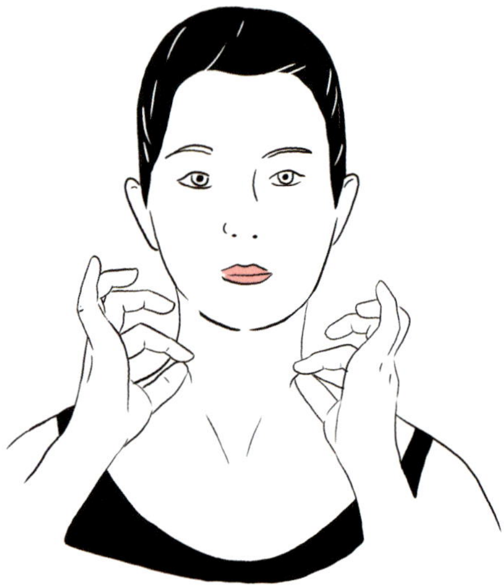

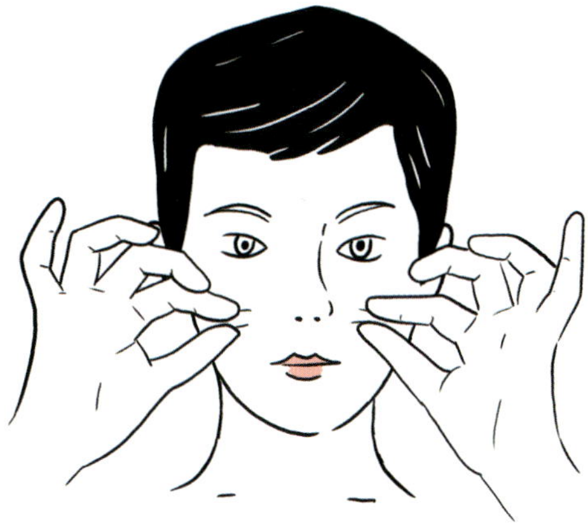

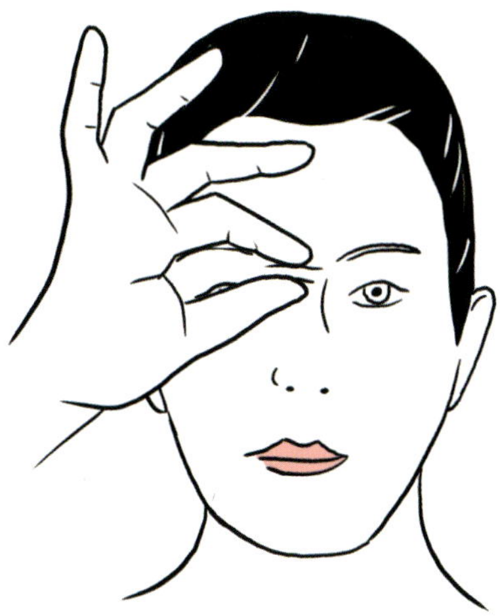

Delphine Langlois, FACIALISTE

Je suis fière de vous présenter aujourd'hui la personne qui va sublimer votre visage !

SON SUPER PARCOURS

Un diplôme d'esthétique en poche, Delphine commence par réaliser des soins haut de gamme au spa du palace *George V*. Treize ans plus tard, un jour d'inspiration, elle décide de se concentrer sur ce qui fait l'essence du soin du visage : le massage ! (béni soit ce jour !) Et la voilà lancée à son propre compte en tant que facialiste. Un métier alors peu connu en France… Qu'à cela ne tienne, Delphine n'a peur de rien et cofonde une école, l'Académie des Facialistes, avec son amie Catherine Bourgeois, facialiste et formatrice, afin de transmettre et former d'autres passionnés d'esthétiques. C'est ce qu'on appelle une power girl non ?

Quelques mots de Delphine

J'avais envie de proposer des soins manuels alternatifs aux injections et autres procédés invasifs antiâge. *Rien de mieux que les automassages pour rester dans des méthodes naturelles mais tout aussi efficaces !*

Le massage est une gestuelle, une méthode safe et 100 % green ! Exit *les couches de produits ultra-chers et pas toujours efficaces sur la peau.*

Mais attention, il ne s'agit pas de massages lambda que l'on ferait comme ça à l'instinct. ***Ces massages du visage nécessitent de connaître les muscles, l'anatomie, l'écosystème de la peau et de la flore cutanée pour apporter de véritables résultats.***

Lorsque je suis avec une cliente, ***je m'adapte à ses besoins uniques ainsi qu'à la morphologie de son visage,*** *j'analyse ses mimiques, ses expressions faciales afin de lui apporter un service complètement sur mesure.*

J'active le réseau lymphatique pour améliorer le drainage, j'étire, détends et tonifie les muscles, je fais des pincements pour redonner du volume aux tissus et estomper les rides, etc.

Le visage réunit une cinquantaine de muscles, *appelés « muscles peauciers » en raison de leur proximité immédiate avec la peau.* ***Ils sont si intimement liés que la peau est impactée par chacun de leurs mouvements.*** *On comprend facilement les bénéfices antiâge incroyables qu'un massage des muscles ciblé et efficace peut avoir.*

Suivez-la sur **www.delphinelanglois.com**
Et trouvez votre facialiste dans votre région sur **www.lacademiedesfacialistes.com**

LES MUSCLES DU *visage*

Le visage possède énormément de muscles, tous imbriqués les uns dans les autres. Tour d'horizon de tout ce qui se trame sous notre peau pour mieux comprendre ce que vous allez tonifier !

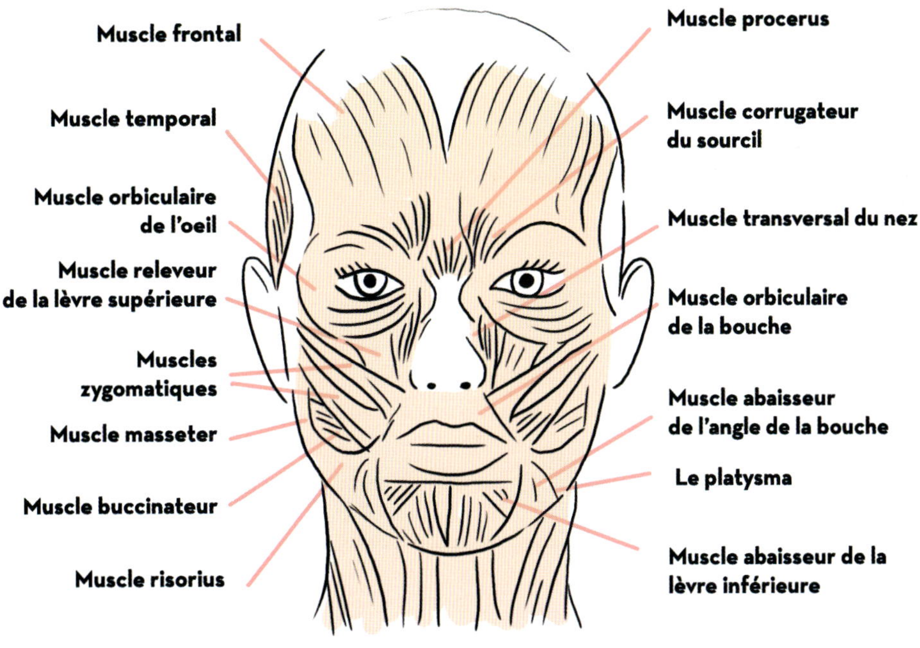

LE VISAGE, REFLET DE *nos émotions*

L'apparence de notre visage est étroitement liée à ce que nous ressentons. Nos émotions activent nos muscles faciaux et viennent s'inscrire comme une empreinte de ce que nous vivons. Ainsi naissent nos rides d'expression, appelées aussi nos rides dynamiques.

Sept expressions faciales de base sont exprimées par notre visage : ***la colère, la tristesse, la peur, la joie, la surprise, le dégoût et le mépris.***

On distingue des traits communs à tous comme écarquiller les yeux lorsque l'on est surpris ou froncer les sourcils lorsque l'on ressent de la colère. Mais il existe des différences entre certaines cultures, notamment entre l'Occident et l'Asie où l'interprétation des expressions faciales peut s'avérer parfois changeantes. Selon une étude américaine, les Asiatiques analyseraient particulièrement les yeux de leurs interlocuteurs et y verraient parfois de la fierté ou de la honte tandis que les Occidentaux se fieraient plus à la bouche et aux sourcils.* Ce qui conduirait à une lecture différente d'un visage joyeux ou triste !

Mais le lien entre émotion et expression faciale est universel. D'ailleurs, le monde entier envoie des smileys pour communiquer ses ressentis !

* *Journal of Experimental Psychology of The American Psychological Association (APA), Washington D.C.*

NOS RIDES, ET LEURS ÉMOTIONS...

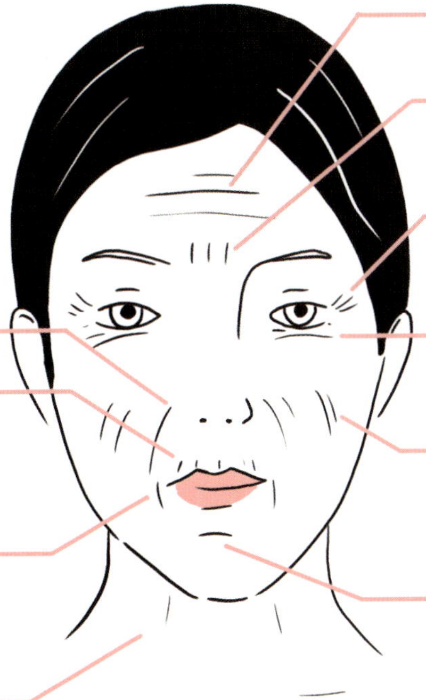

LES RIDES DU LION : L'ANXIÉTÉ, LA COLÈRE

Nommées aussi rides de la glabelle, elles apparaissent entre les sourcils lorsque nous fronçons ceux-ci. Si l'on est souvent contrarié, angoissé, préoccupé ou en colère les rides du lion peuvent se marquer très jeune et font d'ailleurs partie des premières rides à voir le jour.

LES RIDES DU FRONT : LA SURPRISE, LA CURIOSITÉ

Les rides du front dessinent des lignes horizontales souvent dues à une émotion d'étonnement ou de surprise mais aussi d'empathie ou de curiosité qui nous font hausser les sourcils.

LES PATTES D'OIE : L'OPTIMISME, LA GRATITUDE

Les rides autour des yeux sont le reflet d'une personnalité souvent très positive et rieuse ! C'est la répétition de la contraction du muscle orbiculaire de l'œil qui va former ces plis, mais aussi le relâchement de la peau qui arrive avec l'âge.

LES PLISSÉS DU SOLEIL : LA JOIE, L'AMUSEMENT

Ce sont les rides autour de la bouche. Elles apparaissent rapidement lorsque nous sommes d'un caractère souriant. Le soleil étant le sourire ! Les rides naso-labiales, qui se situent sur la ligne qui relie le nez aux coins de la bouche peuvent aussi se creuser lorsque nous affichons tout le temps un big smile.

LES RIDES DE L'AMERTUME : LA TRISTESSE, LE DÉGOÛT

Comme leur nom l'indique, ces rides ne sont pas très joyeuses... Elles expriment la tristesse, la douleur, le regret, la déception... toutes ces émotions qui entraînent des commissures tombantes. N'avez-vous jamais remarqué les bouches tristes chez les personnes plutôt négatives ?

LES MASSAGES *pour un visage* FERME ET ÉCLATANT

Notre peau est soumise à de nombreux facteurs au quotidien qui peuvent accélérer son vieillissement. La masser régulièrement c'est lui permettre de gagner en force et en tonus pour lutter contre les années et rester fraîche plus longtemps !

POURQUOI VIEILLIT-ON PLUS OU MOINS VITE ?

Vous avez sans doute remarqué que certaines personnes avaient un visage plus marqué que d'autres par le temps. En effet, nous ne réagissons pas tous de la même manière face au vieillissement biologique.

PLUSIEURS FACTEURS ENTRENT EN JEU :

- Notre hygiène et mode de vie
- Notre patrimoine génétique
- Notre environnement
- Notre état psychologique

Ainsi, selon ces différents facteurs, notre corps et notre peau vont vivre plus ou moins fortement des « dégradations » telles que :

La glycosylation des tissus : un phénomène naturel et essentiel à notre organisme mais qui, avec le temps et une forte présence de sucre dans le sang, entraîne une raideur et un vieillissement de la peau.

Le stress oxydatif : une agression des cellules par les radicaux libres (tabac, alcool, soleil, pollution...).

Des lésions de l'ADN : un dysfonctionnement des cellules lié à un surplus de stress oxydatif.

Résultat : la peau s'affine, le collagène fait la grimace, les rides apparaissent et se creusent plus vite.

Mais avec de bonnes habitudes de vie et des automassages ciblés, vous pouvez agir contre les premières traces du temps !

Les mauvaises habitudes de vie qui abîment la peau :

- **Une alimentation junk et pas équilibrée**
- **Une exposition trop forte au soleil**
- **Les cigarettes (même les light oui oui)**
- **Un surplus de stress au quotidien**
- **Un manque d'activité physique**
- **Trop de soirées Spritz**

LES 3 BONNES ACTIONS DES MASSAGES

1. RELAXER ET TONIFIER LES MUSCLES

Vous allez tonifier et galber vos muscles comme s'ils faisaient une petite séance de workout. Et un, et deux, le visage, comme le corps, peut retrouver tonicité et volume avec quelques exercices bien ciblés ! Qui l'aurait cru ?
Le massage permet aussi de détendre des tensions qui s'accumulent sur votre minois et vous donne parfois un air tout chiffonné.

2. ACTIVER LES CIRCULATIONS SANGUINES ET LYMPHATIQUES

Vous allez aider votre visage à faire une cure détox et éliminer ses déchets en activant votre lymphe. Vous allez aussi décongestionner vos tissus en boostant votre circulation sanguine. Pour un glow qui vient réellement de l'intérieur et non de votre fond de teint camouflant !

3. BOOSTER LA RÉGÉNÉRATION CELLULAIRE

Vos doigts de fée vont aussi stimuler le renouvellement des cellules de votre visage, dont le cycle de vie moyen est de 28 jours. Votre épiderme va donc faire peau neuve plus vite et avec des cellules de meilleure qualité !

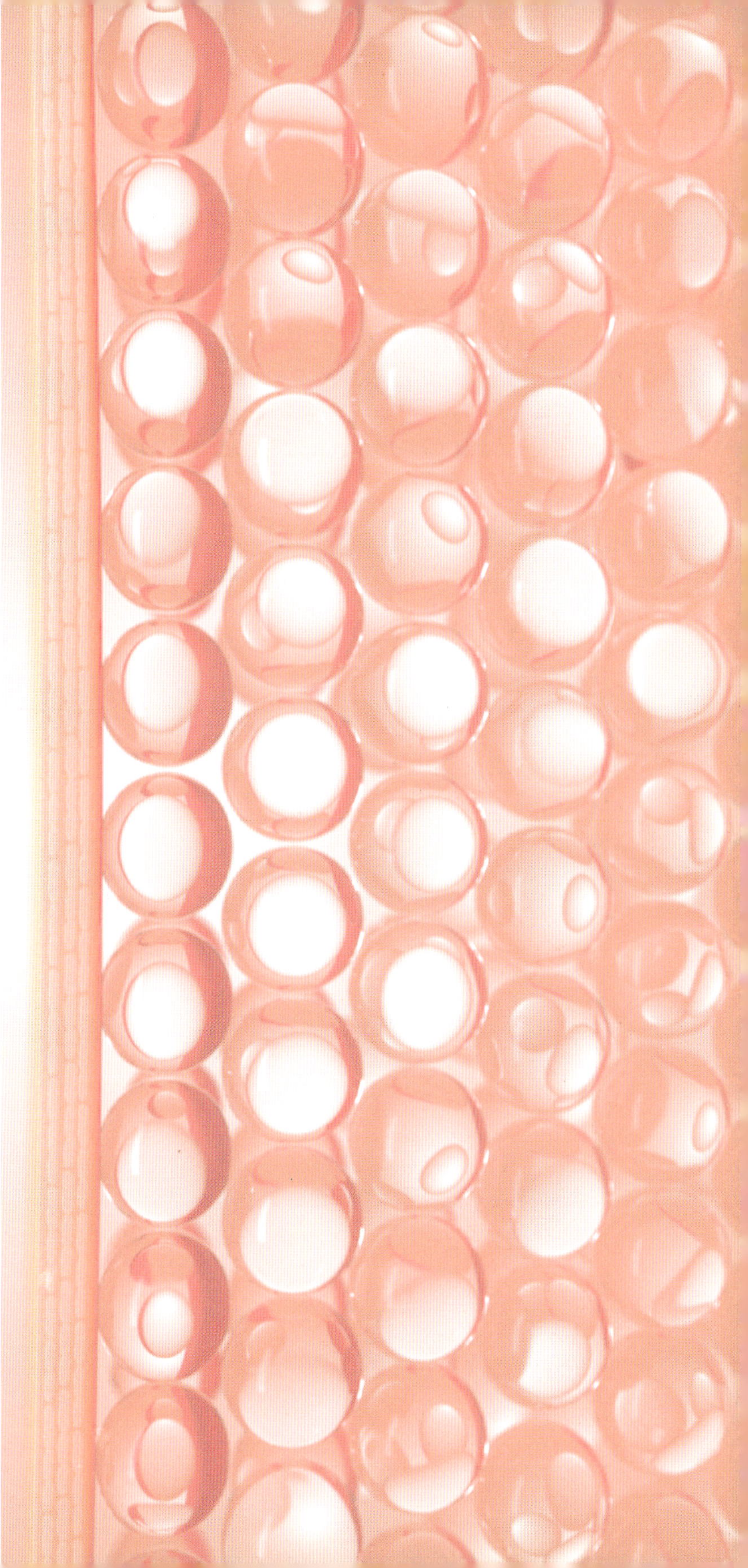

JE **L'AI** *dans la peau !*

Asseyez-vous, sortez vos lunettes et vos notebooks.
Il est l'heure de comprendre de quoi sont faits vos 2 m²
de peau et comment ça fonctionne !

SCAN DE MA PEAU

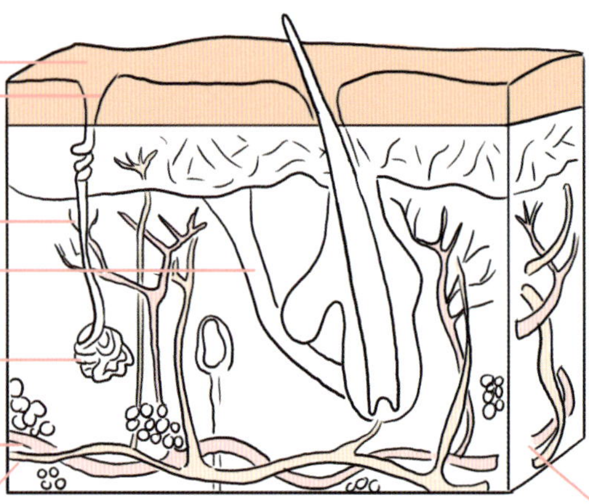

L'ÉPIDERME

Il s'agit de la couche la plus superficielle de la peau qui est avant tout une barrière avec l'extérieur. Elle est composée de nombreuses cellules mortes, d'où l'intérêt de faire régulièrement des gommages ! Savez-vous que le renouvellement cellulaire suit un cycle de 28 jours (tiens tiens comme les règles !) ? L'épiderme permet également à l'eau de rester dans le derme et de ne pas s'évaporer.

Si l'eau ne reste pas dedans, on vieillit plus vite, comme une pomme qui flétrit ! Vous devez donc en prendre grand soin. Il va aussi produire de la mélanine pour nous protéger des UVA et UVB du soleil.

LE DERME

C'est la deuxième couche de la peau, épaisse et élastique. Y sont installés les fibroblastes, des petites usines qui synthétisent le collagène (pour une peau plus résistante) et l'élastine (pour une peau plus souple) ! Plus on vieillit, moins les fibroblastes sont performants. Notre peau va donc s'affiner avec le temps, mais aussi à cause des radicaux libres (pollution, soleil, mauvaise alimentation...) qui ont agressé nos cellules.
Les premières rides vont alors apparaître, aïe. L'une des clés pour éviter que le derme ne s'atrophie : les massages pour stimuler les fibroblastes ! Mais aussi des cosmétiques ciblés pour agir comme un bouclier et une alimentation saine riche en antioxydant. Évitez donc le sucré !

L'HYPODERME

La dernière couche de la peau, faite essentiellement de cellules adipeuses. Elle a deux casquettes : un rôle de protection et de régulation thermique. Elle va aussi donner les volumes de notre visage.

3 kg

C'est le poids de notre peau en moyenne. ***Elle est l'organe le plus lourd et le plus étendu de notre corps.*** Sa surface représente environ 2 m^2.

LES FONCTIONS PRINCIPALES DE LA PEAU

Protectrice : elle nous protège des agressions extérieures (météorologiques), des frottements, des chocs, des agents pathogènes, des toxines, des champignons... Une véritable armure !

Thermorégulatrice : elle aide notre corps à se réchauffer ou se refroidir grâce à un ensemble de petits vaisseaux qui vont se dilater (pour rafraîchir) ou se contracter (pour limiter la perte de chaleur) en fonction des besoins de notre organisme.

Sécrétoire : les glandes sébacées de la peau sécrètent le sébum (pour assurer la bonne hydratation de l'épiderme et empêcher les bactéries d'entrer dans notre organisme), tandis que les glandes sudoripares éliminent la sueur qui chasse les déchets et les toxines de notre corps.

Sensorielle : la peau est composée d'une multitude de récepteurs nerveux pour ressentir le toucher, la température, les douleurs, les vibrations, la pression, etc.

Psychologique : la peau révèle (et trahit !) nos émotions comme la timidité, le stress, la peur... Nous rougissons ou devenons tout pâles lorsque nous vivons de fortes expériences. La peau a la même originaire embryonnaire que le cerveau, ils sont donc étroitement liés. Elle est aussi le miroir de notre santé, terne, grise, ou lumineuse, selon notre état de forme. Elle en dit donc beaucoup sur nous, il faut la bichonner !

PAS TOUS ÉGAUX DEVANT LES RIDES

Savez-vous que plus vous avez une peau épaisse, moins vite elle vieillira ? *A contrario*, plus elle est fine, plus les rides apparaîtront tôt, mais elles seront moins profondes (y a une justice quand même !). L'épaisseur varie selon nos origines – la peau caucasienne est plus fine par exemple que les peaux asiatique ou noire – et selon les endroits de notre corps. Elle mesure 1 mm en moyenne, de 0,5 mm sur les paupières à 4 mm pour les paumes des mains et des pieds afin de résister aux frottements !

LES BASES DE *l'automassage*

Petit mode d'emploi pour réussir mon massage comme une cheffe !

AVANT DE COMMENCER

La bonne posture : je me tiens droite, un beau port de tête et des épaules basses bien alignées.

La bonne attitude : je prends le temps de bien respirer et souffler car cela apporte une meilleure oxygénation des tissus et a donc un impact positif sur la qualité de la peau. Je fais mes exos en pleine conscience (pas en train de répondre à mes notifs !). C'est un moment pour moi, où je me fais du bien. Les hormones du bien-être vont aussi agir sur mon teint !

Le bon spot : devant un miroir, surtout au début, pour me familiariser avec le geste, comprendre comment ma peau réagit. Et aussi faire attention de ne pas créer de plis ou de tensions sur une autre zone ! Quand je maîtrise la gestuelle, je peux me masser dans un fauteuil, dans mon lit, dans un bain (occasionnellement pour ne pas abîmer la planète !)...

Le bon produit : j'applique une huile adaptée à mon type de peau. Attention, le massage à sec la fragilise ! Je ne mets pas trop d'huile non plus sinon je ne peux pas bien attraper le muscle et les tissus (voir page 23 pour plus de précisions). Je respecte bien les techniques d'échauffement car elles permettent une bonne pénétration du produit, ce qui permet aussi de passer au stretching avec une peau moins glissante.

Le bon timing : 3 min par jour de massage minimum pour voir de vrais résultats au bout d'un mois. L'idéal : 3 min le matin et 3 min le soir. Je réserve des périodes plus intenses, quand je suis en vacances par exemple pendant 15 jours, durant laquelle j'augmente à 10 min par jour sur une zone précise. À cela j'ajoute un rendez-vous chaque mois avec ma facialiste en institut pour bien rebooster ma peau.

Et surtout ne vous arrêtez pas pendant une longue période, car vous devriez tout recommencer à zéro !

Aïe, ma peau devient rouge !

Un inconfort pendant mon automassage ? Je dois m'interroger : ai-je mis assez d'huile ? Ai-je massé trop longtemps ? Ai-je appuyé comme une brute ? Dans tous les cas, ma peau va s'habituer et se renforcer au fur et à mesure des exercices. Ma sensibilité va diminuer et ma peau rougira moins vite.

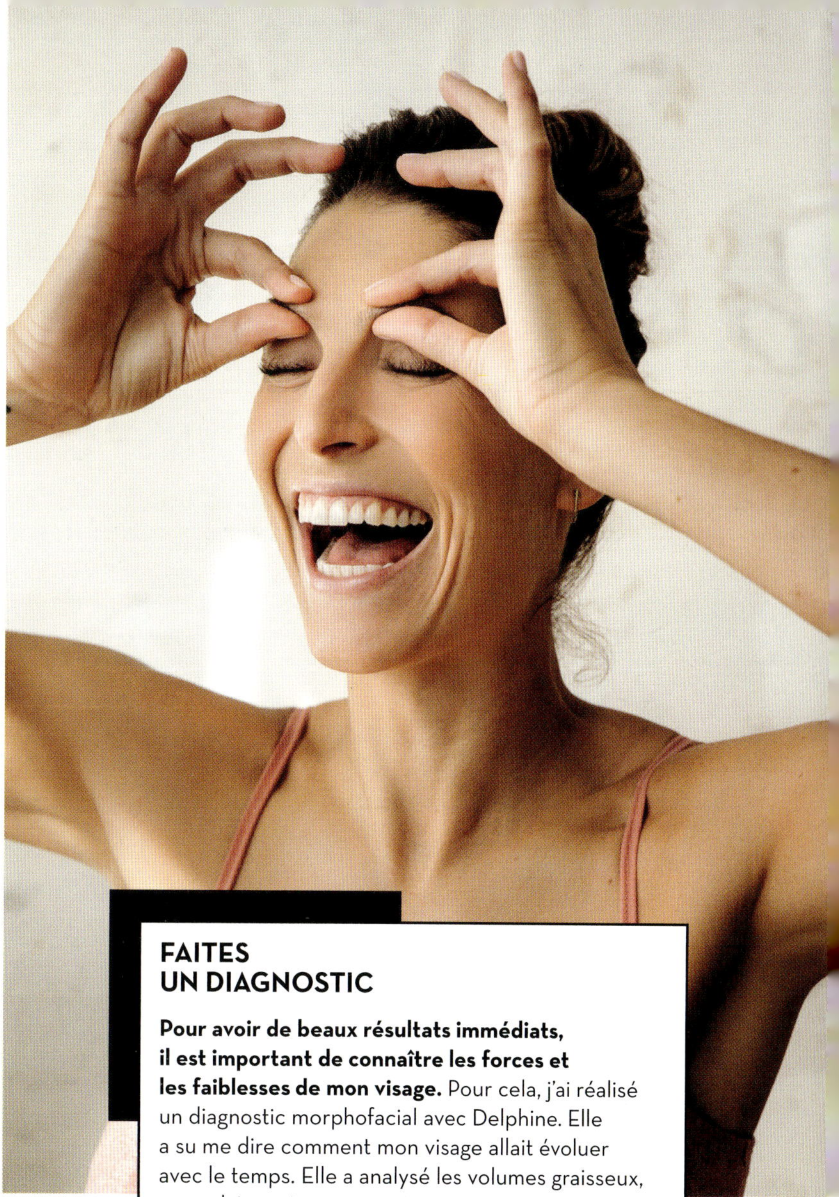

LA BONNE TECHNIQUE

L'ÉCHAUFFEMENT

Chaque automassage commence toujours par un échauffement. Les muscles de votre visage sont comme ceux de votre corps, ils ont besoin de se détendre avant d'être sollicités. Cela doublera en plus les bienfaits de votre gestuelle !

LE STRETCHING

Lorsque nous irons travailler les rides, nous réaliserons un petit stretching ! Non, pas besoin de justaucorps fluo et de guêtres, vous allez juste étirer votre fibre musculaire ! Le but ? Effacer les tensions de votre minois qui font apparaître les rides d'expression.

LES DIFFÉRENTES PRESSIONS DES MAINS :

Pression forte et ferme : pour presser le muscle. Je vais toucher l'ossature de mon visage avec mes doigts pour être sûre d'avoir un geste assez profond qui attrape mes muscles.

Pression moyenne : pour travailler la peau
Pression douce : pour booster la lymphe

Je fais bien attention à varier les pressions selon les effets recherchés !

FAITES UN DIAGNOSTIC

Pour avoir de beaux résultats immédiats, il est important de connaître les forces et les faiblesses de mon visage. Pour cela, j'ai réalisé un diagnostic morphofacial avec Delphine. Elle a su me dire comment mon visage allait évoluer avec le temps. Elle a analysé les volumes graisseux, musculaires et osseux mais aussi mes mimiques (rien que ça !) ! Elle m'a ainsi donné des automassages ciblés et sur mesure et un tas de tips, rien que pour moi !
Vous aussi, trouvez votre Delphine rien qu'à vous sur le site **www.lacademiedesfacialistes.com** l'école qu'elle a créée. Un annuaire de toutes les facialistes diplômées de France vous tend les bras (et leurs petites mains de fée !).

EN CAS DE CHIRURGIE ESTHÉTIQUE

Il faut attendre trois semaines avant de réaliser un automassage en cas d'injections de botox ou d'acide hyaluronique. Si vous avez fait poser des fils tenseurs, patientez plutôt un mois. Et, en cas de lifting ou de chirurgie esthétique, les gestuelles de drainage et de détox sont recommandées avant pour préparer sa peau et aussi après l'intervention.

ALIMENTS *belle peau*

Bonne mine, hydratant, antiâge… les aliments ont des pouvoirs bien plus puissants que n'importe quelle crème ! Alors avant de commencer les automassages, je vous suggère de choisir votre menu pour optimiser les résultats de ce challenge.

C'EST LA BASE…

Boire 1,5 litre d'eau par jour

Réduire sa conso de mojitos

Éviter les acides gras trans (viennoiseries, charcut', pizzas indus, fritures…)

Dormir assez

UNE PEAU HYDRATÉE ET SOUPLE

Des fruits et légumes riches en eau : concombre, radis, tomate, salade, pastèque, melon, fraise, pamplemousse, pêche…

Des bonnes graisses : saumon (sauvage et bio de préférence), maquereau, hareng mais aussi avocat, huile d'olive, œuf…

Des oléagineux : amande, noix, pistache, noisette, graines de sésame, de lin…

Des minéraux : coquillage, brocoli, chou-fleur, haricot, baie, spiruline…

UNE PEAU PLUS JEUNE

Des antioxydants puissants contre les radicaux libres et le vieillissement prématuré : grenade, artichaut, mûre, cranberry, myrtille, baie de goji, framboise, pruneau, pomme, brocoli, choux, mais aussi cumin, gingembre en poudre, safran, paprika… Et, avec modération chocolat noir et vin rouge !

Manger les mêmes aliments que pour hydrater la peau, car cela aidera à diminuer les rides et ridules si la peau n'est pas sèche.

UNE PEAU QUI NE GRAISSE PAS

Des aliments riches en zinc qui freine la production de sébum : foie de veau, huître, pain de seigle, langouste, morbier, viande des Grisons, steak haché, noix de cajou, parmesan, comté, thym, coriandre…

Et on limite beaucoup le sucre !

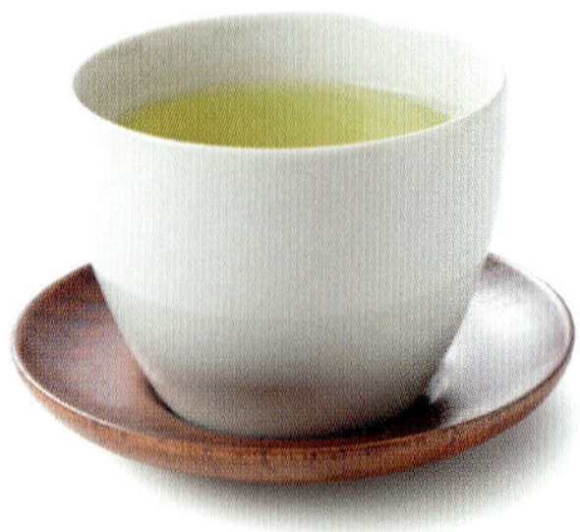

LA BOISSON QUI DONNE DU GLOW !

Le thé vert grâce à sa concentration en polyphénols. À raison de plusieurs tasses par semaines pendant plusieurs semaine pour avoir un effet durable.

UNE PEAU QUI A BONNE MINE

Des aliments riches en bêtacarotène pour rosir les pommettes, aider à combattre les excès de sébum et les points noirs : carotte, abricot, kiwi, patate douce, épinard, mangue, persil, blettes, laitue, poivron, ciboulette, tomate…

UNE PEAU SENSIBLE À PROTÉGER

Des aliments qui nourrissent notre microbiote : des aliments fermentés comme le kimchi, le kombucha, la soupe miso, la sauce soja, de la choucroute, du kéfir, des yaourts, des pickles…

Des aliments riches en prébiotiques : amande, chocolat noir, lentille, endive, pamplemousse, betterave, ail, banane, pain de seigle…

UNE PEAU PRÉPARÉE AU SOLEIL

Des aliments riches en sélénium pour protéger des coups de soleil : crevette, thon, coquille Saint-Jacques, moule, sardine, jaune d'œuf, champignon shiitaké…

Des aliments riches en bêtacarotène qui active la mélanine : potiron, mangue, laitue, abricot sec… et tous ceux cités plus haut pour l'effet bonne mine.

UNE PEAU SANS ACNÉ

Des aliments riches en zinc pour ses vertus anti-inflammatoires : foie de veau, huître et tous ceux cités plus haut, pour une peau qui ne graisse pas.

Des fruits à indice glycémique bas : cerise, prune, mandarine, fruit de la passion, groseille, pamplemousse, figue, pomme, pêche, poire, orange, mangue, raisin…

Des légumes à gogo et très peu de sucre.

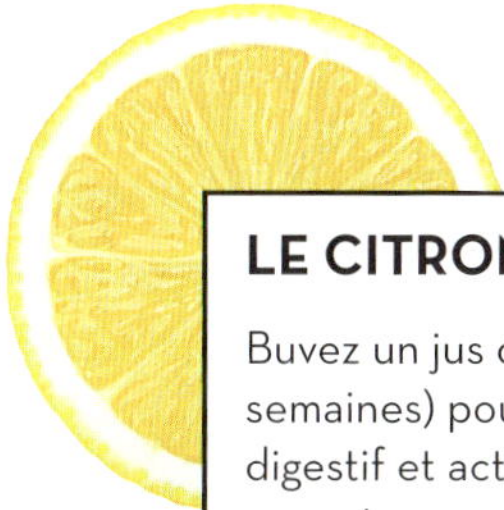

LE CITRON POUR UNE PEAU NETTE

Buvez un jus de citron le matin à jeun (en cure de trois semaines) pour éliminer les toxines de votre système digestif et activer votre foie. Cela aura une action directe sur votre peau. Le citron contient aussi de la vitamine C qui booste la production de collagène.

INFUSIONS TEINT PARFAIT

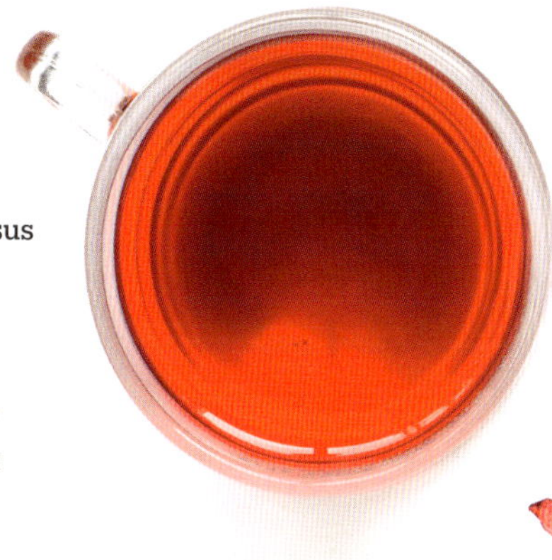

Au romarin ou au thym pour détoxifier l'épiderme

Au cassis pour raffermir les tissus

À l'hibiscus pour réhydrater et cicatriser

À la bardane pour prévenir les boutons notamment d'acné

À l'ortie pour les peaux grasses et/ou fatiguées

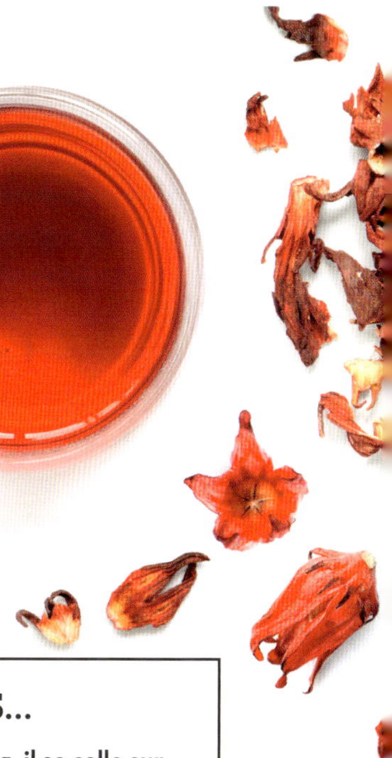

LE SUCRE CREUSE LES RIDES…

Lorsque le sucre est trop présent dans le sang, il se colle sur les protéines de la peau qui, sous cet effet, se regroupent et se durcissent. On parle même d'une caramélisation des protéines de l'organisme ! La peau est alors « encrassée », les rides se creusent et l'ovale du visage se relâche… Essayez donc de remplacer vos goûters sucrés par des encas plus sains pour ne pas vous transformer en Carambar tout mou !

Attention au *clean eating* !

« Même s'il est bon de manger sain, ne tombez pas dans la dictature ! Moi-même, je m'autorise au moins une fois par semaine une bonne pizza ou un burger pour me faire plaisir ! L'important est de bien équilibrer le reste du temps. Mais ne vous privez pas trop au risque de développer des obsessions alimentaires voire des troubles. »

DIY

3 masques express avec les restes du frigo

1.

MASQUE GLOW

2 cuillères à café de yaourt

2 cuillères à café de jus de citron

Mélangez et laissez poser sur le visage 5 min.

2.

MASQUE ANTIRIDES ULTRAHYDRATANT

Un œuf monté en neige

1 cuillère à café d'huile d'olive

2 cuillères à café de jus de citron

Mélangez et laissez poser sur le visage 20 min.

3.

MASQUE DÉTOX

2 cuillères à soupe d'huile de coco

1 cuillère à soupe de bicarbonate alimentaire

Mélangez et laissez poser sur le visage 10 min.

DIY

3 masques repulpant

1.

MASQUE ANTIOXYDANT

1 sachet de thé vert (à vider)

2 cuillères à soupe de miel

Appliquez sur le visage en effectuant des petits massages et laissez poser 15 min.

2.

MASQUE RAFFERMISSANT

2 cuillères de yaourt nature

1 cuillère de miel

2 cuillères de jus d'orange

1 demi banane

Ecrasez la banane avec une fourchette puis mélangez avec le reste. Laissez poser 10 min.

3.

MASQUE TONIFIANT

3 morceaux de melon

1 demi pomme

2 cuillères de flocons d'avoine

1 cuillère de miel

Mixez les melons et la pomme puis mélangez avec le reste. Laissez poser 20 min.

DIY

Soins sur-mesure super easy

1.

MASQUE PEAU SÈCHE

1 banane bien mûre

1 cuillère d'huile d'amande douce

1 cuillère de miel

Appliquez sur le visage et le cou. Laissez poser 15 min avant de rincer à l'eau tiède.

2.

MASQUE PEAU GRASSE

1 demi concombre

1 cuillère de miel

1 cuillère d'argile verte en poudre

Le jus d'un citron

Mixez un demi-concombre après l'avoir épluché. Ajoutez le miel et l'argile verte en poudre. Appliquez sur le visage et laissez agir 20 min avant de rincer avec de l'eau mélangée au jus de citron.

3.

MASQUE PEAU SENSIBLE

4 cuillères à soupe de farine d'avoine

2 cuillères à soupe de vinaigre de cidre
2 cuillères à soupe d'eau

Mélangez jusqu'à obtenir une pâte épaisse, puis étalez-la sur le visage en évitant le contour des yeux. Laissez agir 15 min.

BIEN **APPLIQUER** *l'huile de massage*

Nous l'avons, il est primordial d'appliquer une huile avant chaque automassage pour ne pas fragiliser la peau. Votre épiderme doit être glissant comme une piste de bobsleigh !

LA TECHNIQUE

Je dépose deux ou trois gouttes d'huile dans ma main, pas plus ! Puis je frotte mes mains ensemble et j'applique l'huile par pressions des paumes entières sur mon visage. Je badigeonne bien toutes ces zones : front, menton, joues, cou puis décolleté.

Ensuite, je positionne mes mains en prière au-dessus de mon nez et je prends une profonde inspiration pour me relaxer complètement pendant le rituel.

Avec une pression plutôt forte, je place mes index dans le sillon nasogénien et je lisse en profondeur de l'intérieur vers l'extérieur du visage jusqu'au cuir chevelu et les oreilles.

Je reviens du bout des doigts en suivant le contour de mon visage vers l'avant, jusqu'au menton, avec une pression plus légère cette fois-ci.

C'est reparti pour un deuxième passage !

Ensuite, je place mes mains en prière entre les sourcils. Avec le tranchant de mes index, je lisse du milieu du front vers l'extérieur. Puis, je descends le long du visage avec la pulpe de mes doigts jusqu'au menton.

Je reviens au centre et je remonte au-dessus du nez.

Je lisse une nouvelle fois de l'intérieur vers l'extérieur jusqu'aux oreilles et je reviens avec des pressions légères jusqu'au menton.

Je me positionne à nouveau entre mes sourcils et je lisse le front une nouvelle fois.

Je recommence autant de fois que je veux, rapidement au début puis de plus en plus lentement.

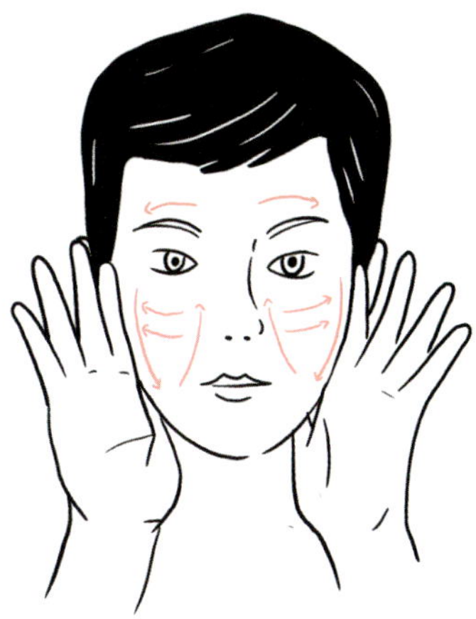

Je termine en appliquant l'huile dans mon cou en réalisant des mouvements circulaires avec le plat de mes mains.

« Je suis déjà bien détendue, ***et vous ?*** *»*

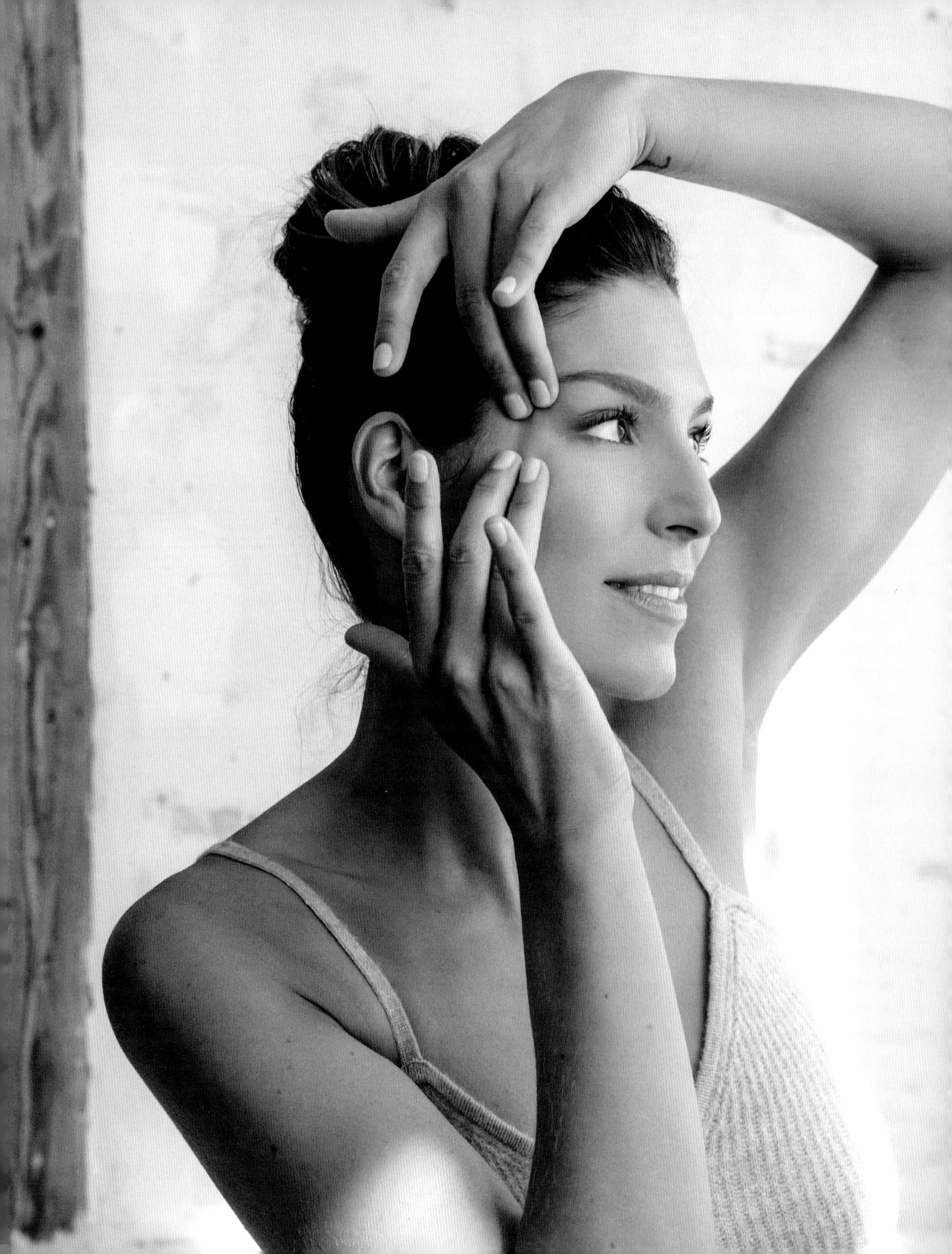

MASSAGES **ANTIRIDES**

Nous sollicitons plus d'**une cinquantaine de muscles faciaux** dans la journée par nos mimiques et expressions. **Leurs contractions répétées créent des tensions** dans notre visage et forment les fameuses rides d'expression qui se creusent avec le temps.

Par ces séances d'automassages, **nous allons détendre toutes ces tensions et étirer les muscles pour lisser les rides et prévenir les prochaines.** Cure de rajeunissement garantie !

Les rides du cou

Pour garder un joli cou à la peau bien ferme, je travaille et étire son muscle leader : le platysma. C'est parti pour une séance de stretching !

Comment ça fonctionne ?

Le platysma, appelé aussi le « muscle peaucier du cou » (et parfois « muscle de la jeunesse », c'est dire s'il est important…), prend naissance aux commissures des lèvres et de l'os mandibule et descend jusqu'aux clavicules (voir schéma page 9). Avec les années, il peut se relâcher et faire naître des rides !

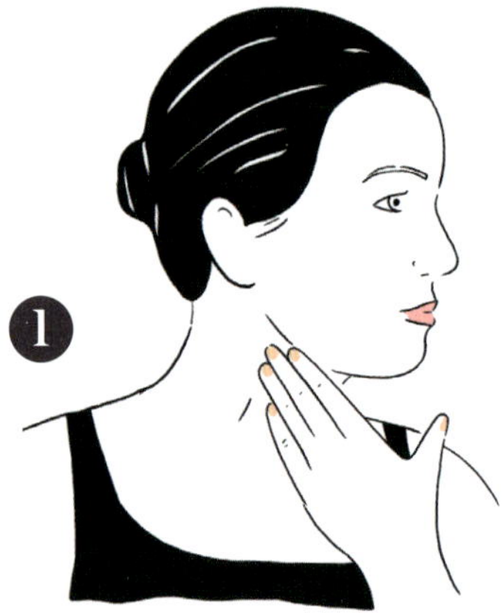

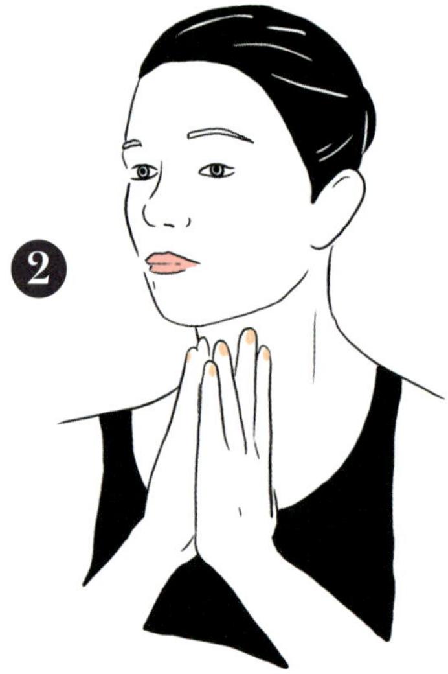

le tip de Delphine

Préserver la fermeté de l'ovale du visage, c'est aussi, dans toutes les postures du quotidien, *penser (jusqu'à ce que ça devienne naturel), à garder le plus possible les épaules basses et la tête haute. Cela évite un relâchement prématuré de l'ovale du visage !*

L'ÉCHAUFFEMENT

1. Avec des rotations
Je commence par réaliser des mouvements circulaires avec la paume de ma main droite sur le côté gauche du cou pour bien échauffer la zone. Puis je fais la même chose de l'autre côté.

2. En lissant mon cou
Je dépose mes mains jointes au centre du cou. J'étire mon cou de chaque côté avec la paume de mes mains dans un mouvement allant de l'avant vers l'arrière.

3. Je termine le mouvement en posant la paume de mes mains au niveau des trapèzes, les doigts le long de mon dos. Je me masse au niveau de la nuque et des trapèzes pour bien détendre la zone en montant et descendant les avants bras afin que mes mains relâchent les tensions.

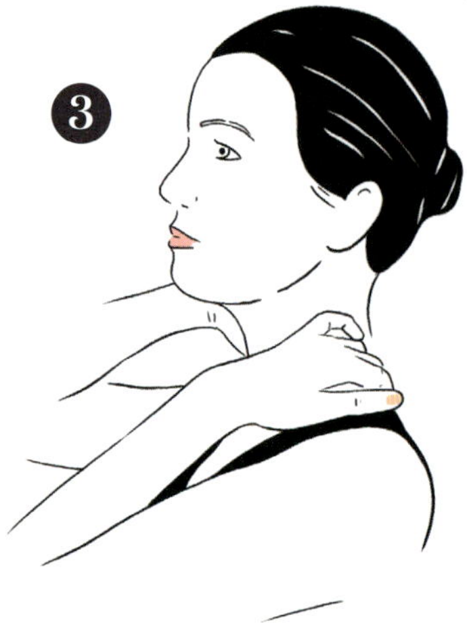

LE STRETCHING

Bye bye le lifting !

1. Je pose le tranchant de l'annulaire de chacune de mes mains de chaque côté du haut du cou, perpendiculaire et sous la mâchoire. Puis je lisse mon cou vers le bas pour bien étirer et relaxer les fibres musculaires. Ça fait un bien fou !

2. Je vais travailler mon cou par moitié. Je commence par le côté gauche et je maintiens les tissus à la base d'une des rides de mon cou, avec la main droite. J'étire bien la peau vers le bas.

3. Simultanément, je dépose le bout de mes doigts de la main gauche sur le côté gauche de mon cou et dans le pli de la ride puis je lisse la peau du bas vers le haut. Je réalise le stretching le long de toutes les rides de mon cou et de chaque côté de celui-ci. **Quand je change de côté, j'inverse les mains.**

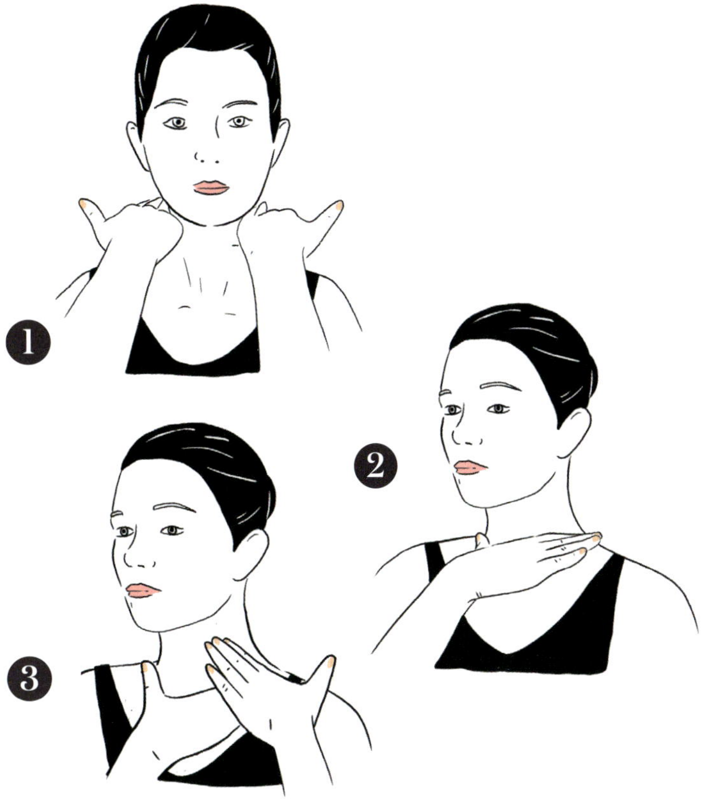

LES PINCEMENTS

Une technique antirides pour repulper les rides et ridules.

Pour cet exercice, je m'installe confortablement devant un miroir.

1. Avec mon pouce et mon index, je pince chaque ride de mon cou dans un mouvement vif, en suivant bien leur pli. Attention, il faut pincer perpendiculairement à la ride de manière à casser son sillon. Je m'arrête lorsque ma peau se met à rougir et à devenir plus sensible ! (ne vous faites pas mal !) Puis je passe alors à une autre ride. Pour éviter de distendre les tissus, j'étire la zone avec l'autre main.

2. J'utilise parfois les deux mains pour doubler d'efficacité !

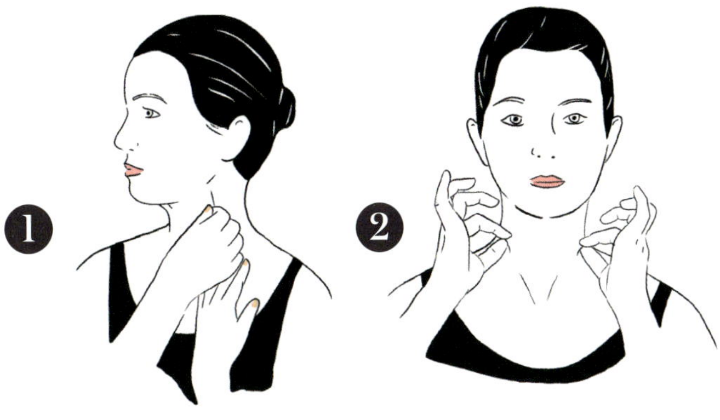

« On a tendance à toujours se focaliser sur les rides du visage, mais ***le cou a toute son importance pour avoir un beau port de tête!*** Petite cerise sur le gâteau : ***sourire pendant toute la durée de ce soin pour optimiser la détente du visage*** et utiliser un sérum antiâge pour optimiser les résultats. »

Les rides du décolleté

Nous avons tendance à nous focaliser sur notre visage, en oubliant notre décolleté ! Et pourtant, c'est une zone tout aussi fragile dont on doit prendre soin.

Comment ça fonctionne ?

Qui n'a jamais pris un coup de soleil sur son décolleté ? Et nous le savons, le soleil n'est pas un ami des rides ! Il est un accélérateur du vieillissement de la peau. Le décolleté, comme le visage, se ride au fil du temps, il est donc important aussi de le tonifier ! Doublement important car le muscle du décolleté est rattaché à l'ovale du visage (par le muscle platysma, voir schéma page 9) qui peut éviter de se relâcher si l'on a bien relaxé la zone pectorale et chassé les tensions. Alors, au boulot !

le tip de Delphine

Une fois par semaine, appliquez un masque raffermissant sur votre décolleté *à la sortie de la douche, pendant que vous le laissez poser, réalisez quelques massages du visage puis au moment de l'enlever, faites ces exercices repulpants. Si la peau de votre décolleté est fragilisée, massez-vous deux fois par semaine.*

1

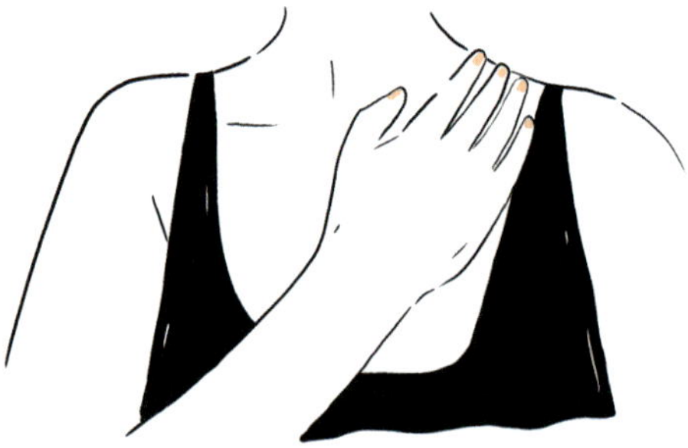

2

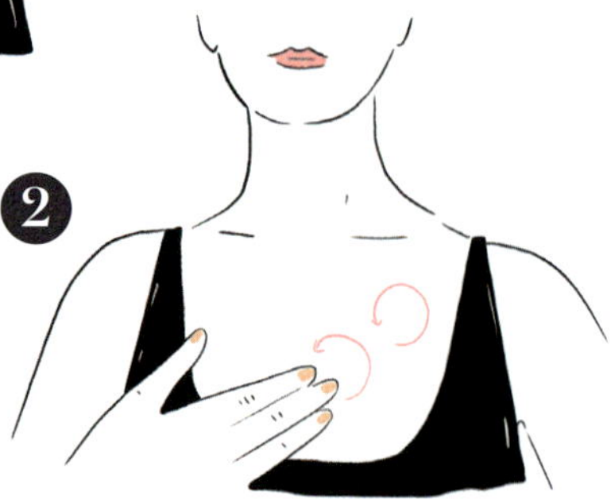

3

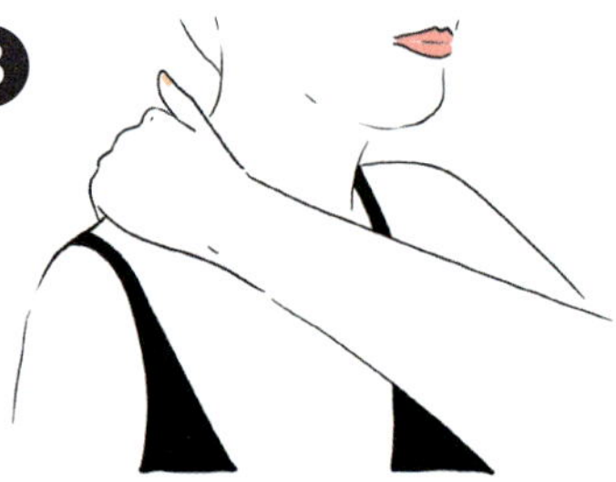

L'ÉCHAUFFEMENT

1. Tout en appliquant une huile végétale, je masse mon décolleté en partant d'une épaule et en allant jusqu'à l'autre, en alternant les mains, pendant une dizaine de passages.

2. Je place la pulpe de mes doigts au niveau de la naissance de mon décolleté et je réalise un lissage profond en remontant jusqu'à l'épaule.

3. Je termine le geste par un massage circulaire au niveau de mes trapèzes que j'attrape dans ma main. Cela peut vous faire un peu mal si vous êtes tendue, c'est normal, allez-y doucement.

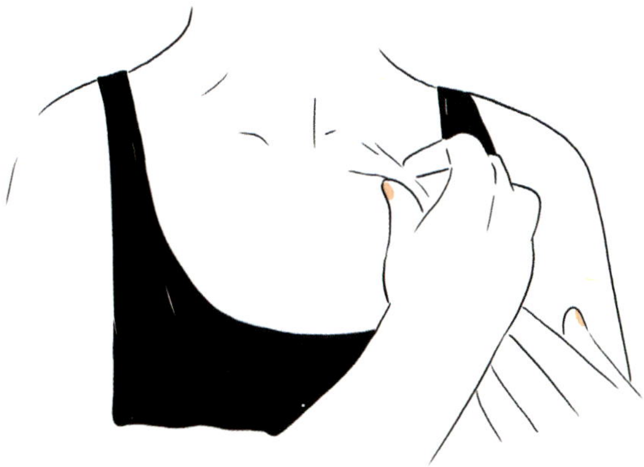

LE PALPER-ROULER

J'attrape le muscle pectoral entre mon pouce, mon index et mon majeur au niveau de la naissance de la poitrine. Puis je remonte en avançant mon index et mon majeur jusqu'à la clavicule, tandis que mon pouce...pousse !

Le mouvement, lent et profond, peut-être un peu douloureux car cette zone supporte beaucoup de tensions.

LE STRETCHING

Pour relaxer et ouvrir la fibre musculaire, je place mes doigts face à face au niveau du pli de chaque ride et je réalise un petit étirement lent et profond pour chacune d'entre elles. Mes doigts sont bien collés : index, majeur, annulaire. Je les place entre chaque côte et j'étire sur un centimètre et demi, pas plus !

Ce massage est très relaxant. Attention de ne pas le réaliser sans avoir appliqué une huile juste avant pour ne pas sensibiliser votre épiderme.

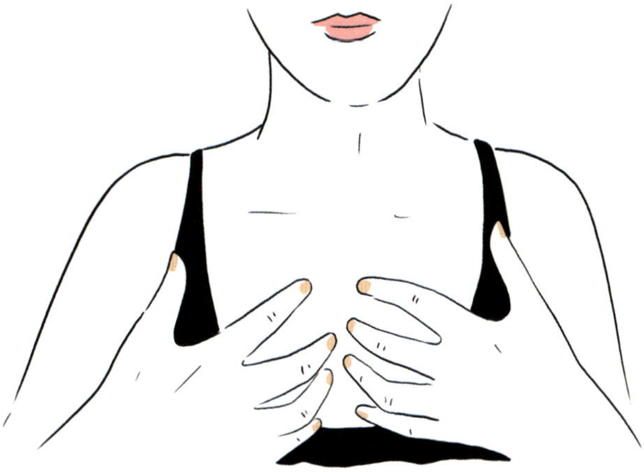

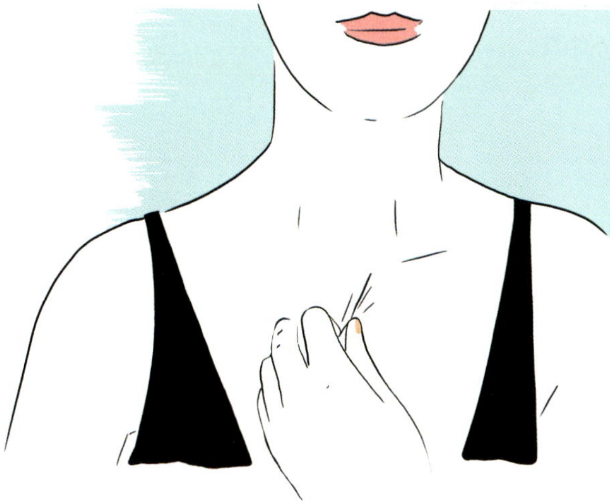

Les pincements

Ce geste est à réaliser toujours devant un miroir. Après avoir appliqué un sérum, je réalise des petits pincements en suivant la technique de la p. 27. Bien perpendiculairement au pli de la ride, je commence assez bas au creux de la poitrine là où se forment souvent des rides. Mes gestes sont toujours vifs et toniques.

Les rides des fumeuses

Pour garder un sourire ultrafresh, cette routine toute simple lisse ma peau autour de ma bouche en quelques minutes seulement.

Comment ça fonctionne ?

Entre les rires, les bisous et tout ce que l'on raconte à longueur de journée, le muscle orbiculaire de la bouche est soumis à rude épreuve ! En particulier chez les fumeuses qui ont pour habitude de répéter toujours les mêmes mouvements au niveau de la bouche. Il faut donc en prendre grand soin ! Les fibres de notre bouche sont attachées à d'autres muscles faciaux, comme le muscle buccinateur et d'autres situés aux commissures, c'est toute une zone qu'il faut alors travailler avec précision. Pour éviter de voir apparaître trop vite les rides périorales et nasolabiales, je vous conseille ce petit workout de la bouche, à faire sans modération !

L'ÉCHAUFFEMENT

Je vais travailler le muscle orbiculaire de la bouche.

1. Je place mes index et mes majeurs de part et d'autre de mes lèvres.

2. Je commence par les déposer au centre de la bouche puis j'étire les 4 doigts jusqu'aux coins des lèvres.

Je replace mes doigts au centre puis je recommence. Mon geste est appuyé et tonique, je ressens un échauffement sur la zone très rapidement.

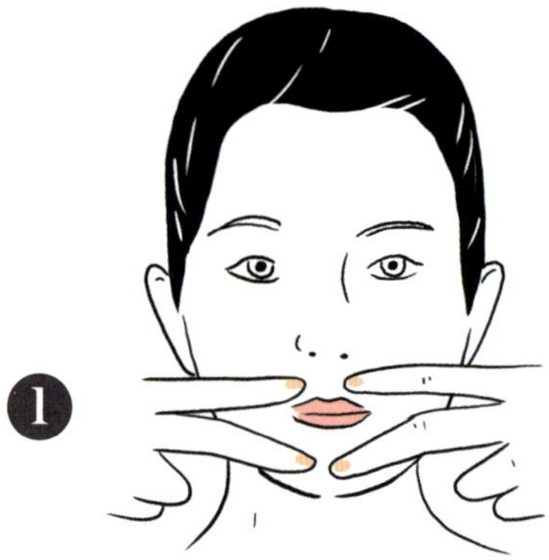

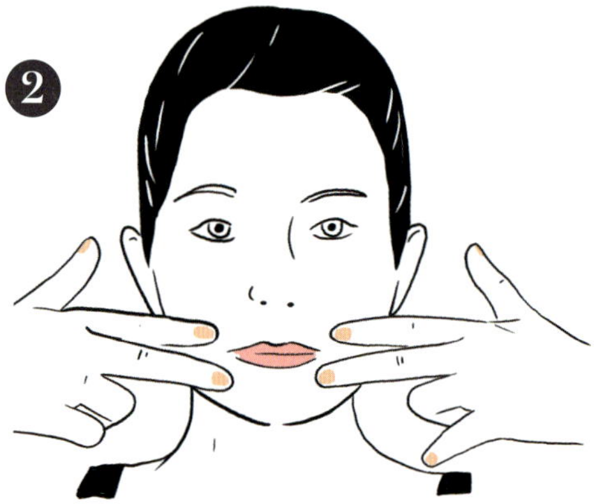

le tip de Delphine

Cette technique est top à faire avant une sortie pour ***repulper la bouche juste avant de mettre son lipstick !***

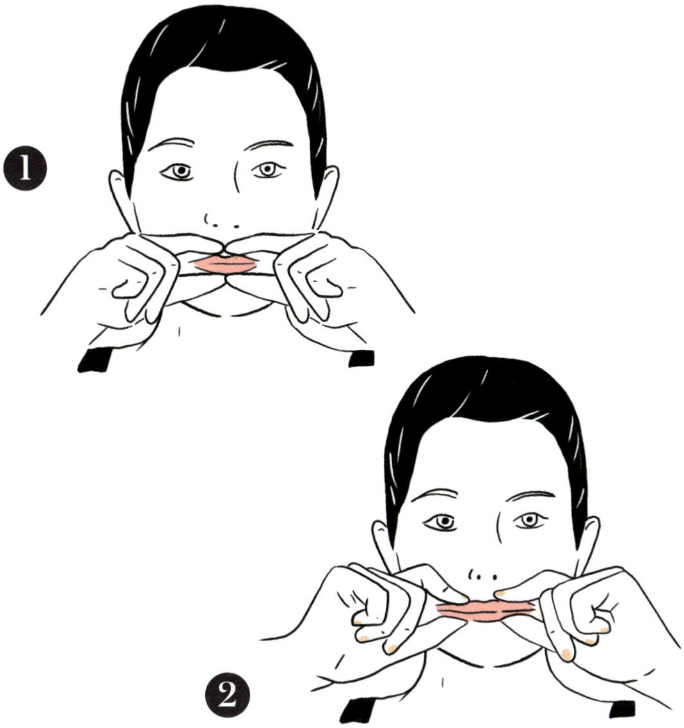

LE STRETCHING

La « bouche pincée »

1. Cette fois-ci, je place l'index et le pouce de part et d'autre de mes lèvres. Mes doigts se touchent au centre de ma bouche.

2. Je pince mes lèvres entre mes doigts façon duck face ! Je les étire vers l'avant (pendant 10 secondes environ) tout en décalant mon geste de pincements au fur et à mesure de façon à terminer aux coins de ma bouche. Le mouvement doit être lent et profond. Le contour des lèvres est une zone sensible et vous pouvez ressentir une petite douleur en faisant l'exercice, mais c'est justement parce que cela fait (un peu) mal que ça marche ! Avec ce massage vous lutterez aussi contre l'affaissement des lèvres.

« Je vous en ai déjà parlé dans mes livres, ***notre corps secrète de la dopamine et de la sérotonine lorsque l'on sourit !*** Ces hormones du bonheur qui nous font tellement de bien. Eh bien, sachez que ces exercices vont sûrement vous faire sourire, alors profitez-en pour faire le plein d'ondes positives ! »

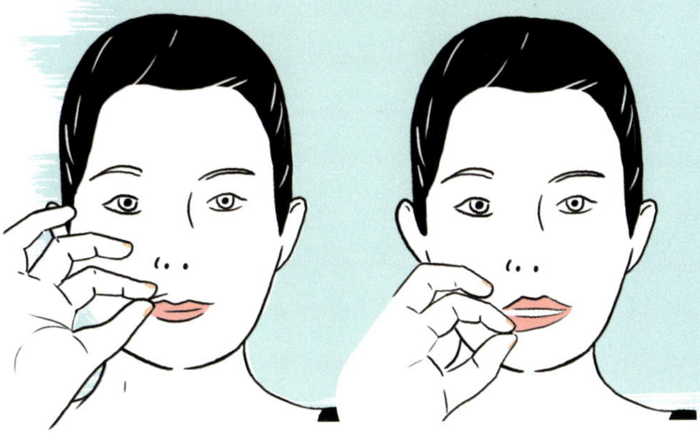

Les pincements

Prête pour une série de pincements ? Je commence par la zone au-dessus de la lèvre supérieure. Je pince chaque ride avec le pouce et l'index avec des gestes vif et toniques.

Je répète l'exercice sur la lèvre inférieure si je vois des ridepincements bien sûr !

Les rides du sillon nasogénien

Connaissez-vous ce pli disgracieux qui se forme entre le nez et la commissure des lèvres ? Eh bien, voici la meilleure technique de Delphine pour l'atténuer en quelques semaines !

Comment ça fonctionne ?

La ride du sillon nasogénien se forme à cause d'un relâchement de la pommette qui va affaisser et alourdir les tissus. Une ride peut ainsi se former à cause de la contraction musculaire de cette zone soumise à rude épreuve ! En effet, par nos sourires, la mastication, nos mouvements de bouche, les muscles des zygomatiques sont énormément sollicités. Il faut alors travailler ces muscles mais aussi la pommette afin qu'elle soit bien rebondie et que la ride ne se forme pas en dessous.

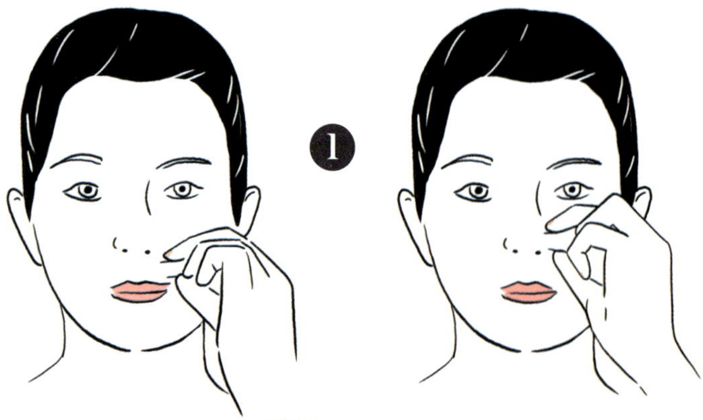

L'ÉCHAUFFEMENT

Le palper-rouler

1. Il s'agit de la même technique que celle utilisée sur les cuisses pour la cellulite, mais ici le pincement est plus petit.

Je pose mon pouce sous la commissure labiale. Je crée un pli épais avec mon index et j'avance du bas vers le haut dans le pli du sillon avec mes doigts. Je monte bien mon pouce jusqu'à l'aile du nez.

Je dois enfoncer assez profond mes doigts pour avoir un pli ferme. Je réalise ce massage 30 s avec des gestes rapides pour bien échauffer la zone.

2. Je commence par le côté gauche du visage. Je positionne mes doigts face à face de part et d'autre de la ride et j'effectue un petit palper avec une pression moyenne. Je fais marcher ma main gauche vers le haut et ma main droite vers le bas. Je fais de même de l'autre côté.

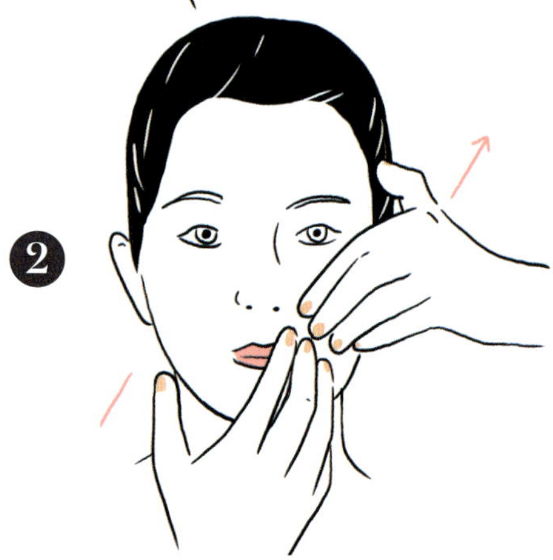

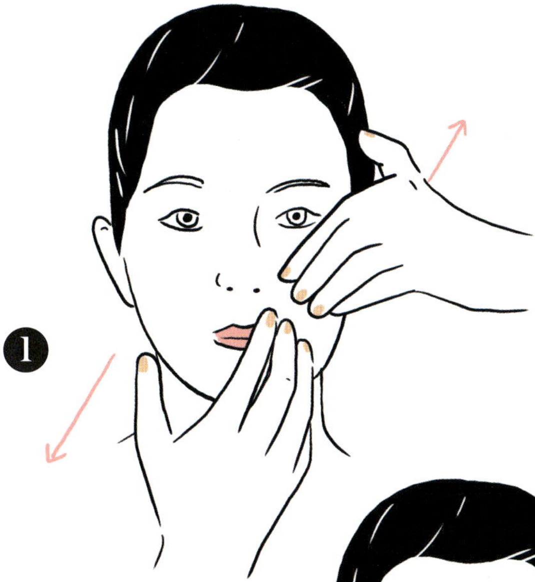

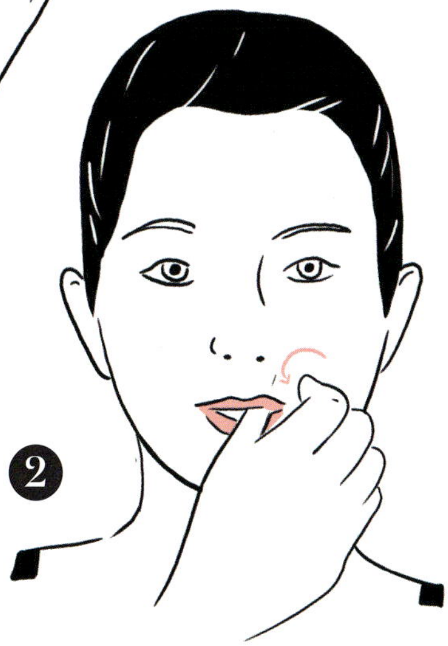

LE STRETCHING

1. Je garde les doigts dans la même position que pour l'exercice précédent et je les crochète tout en étirant la fibre de quelques centimètres.
Ce microétirement doit être lent et profond. Mes doigts sont bien collés : index, majeur, annulaire.

2. Technique de l'intrabuccal
Je mets mon pouce à l'intérieur de ma bouche, au niveau de la ride de mon sillon. Son rôle est de pousser la fibre de l'intérieur vers l'extérieur pour un effet ultra repulpant ! De l'autre côté, à l'extérieur, je vais lisser ma ride avec mon index et mon majeur.

Je peux aussi effectuer des mouvements circulaires avec mon index.

Les pincements

Après avoir appliqué un sérum antirides, je positionne mon pouce et mon index perpendiculairement au pli de la ride et je démarre une série de petits pincements. Je fais des aller-retours avec des mouvements secs et toniques pour aller regonfler le pli cutané et relancer la synthèse de collagène.

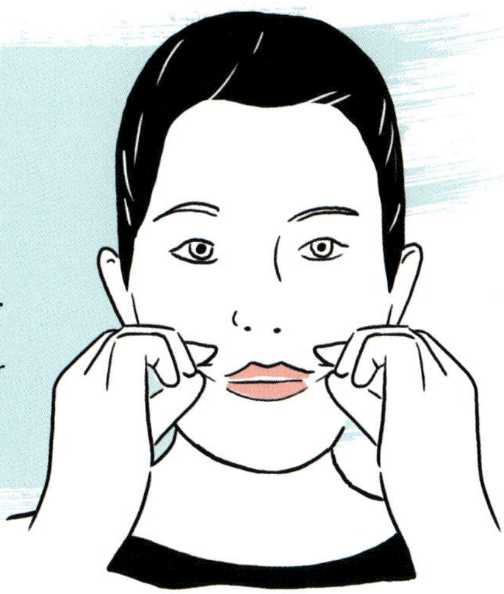

Les rides de l'amertume

Pour éviter les lèvres tombantes, on commence à muscler sa bouche. Quelques exercices pour garder le sourire up !

Comment ça fonctionne ?

Les rides de l'amertume (appelées aussi rides de la marionnette !) arrivent en général aux prémisses des 45 ans et se forment autour des commissures des lèvres s'affaissant légèrement avec le temps. En parallèle, le muscle abaisseur des lèvres (situés sous les lèvres) à tendance à se rétracter au fil des années, entraînant avec lui les commissures. Il est suivi par les muscles des zygomatiques qui, perdant aussi de leur tonicité, vont moins soutenir les coins de la bouche. Allez, on raffermit tout ça !

1

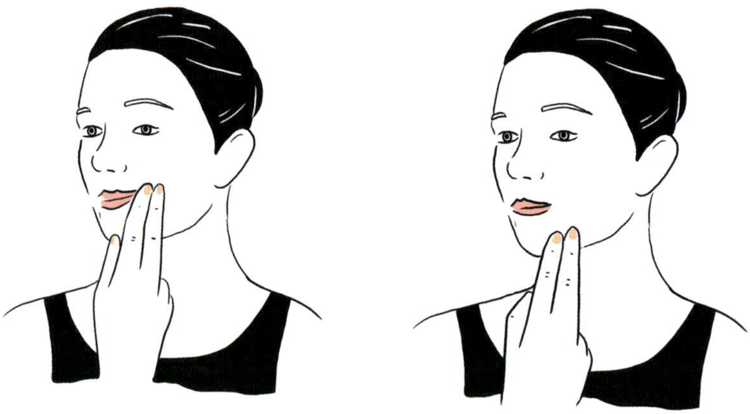

L'ÉCHAUFFEMENT

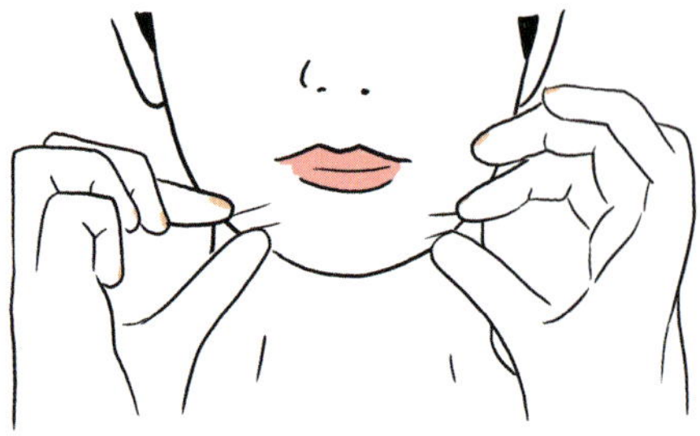

1. Avec mes index et mes majeurs, je pratique un lissage alterné, main gauche, main droite, sur le muscle abaisseur des lèvres. Je pars de la mâchoire et je remonte jusqu'à la commissure en réalisant une pression moyenne avec un geste très rapide.

2. Le palper-rouler
Il s'agit de ma même méthode que celle que j'utilise page 32 pour le sillon nasogénien. La seule différence : je pars du bas de la mâchoire et je termine à l'aile du nez. Je peux utiliser les deux mains simultanément pour gagner du temps ! Mon massage est toujours rapide pour l'échauffement.

2

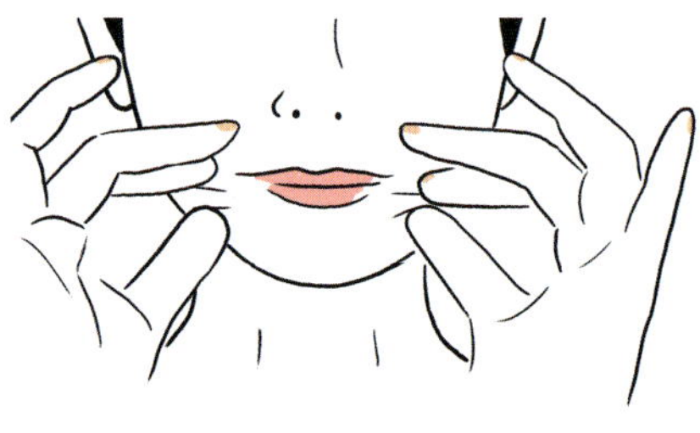

1

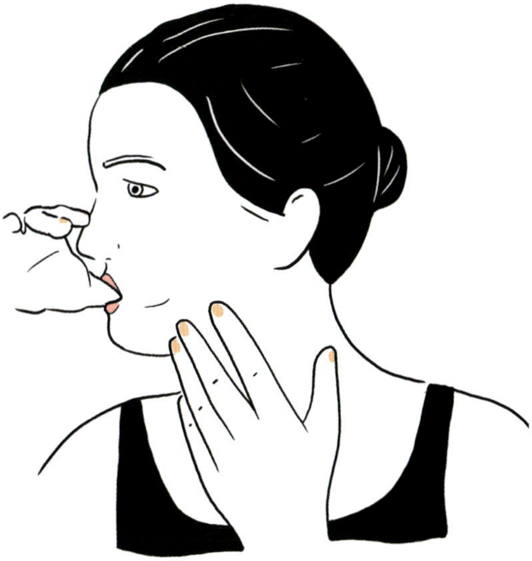

2

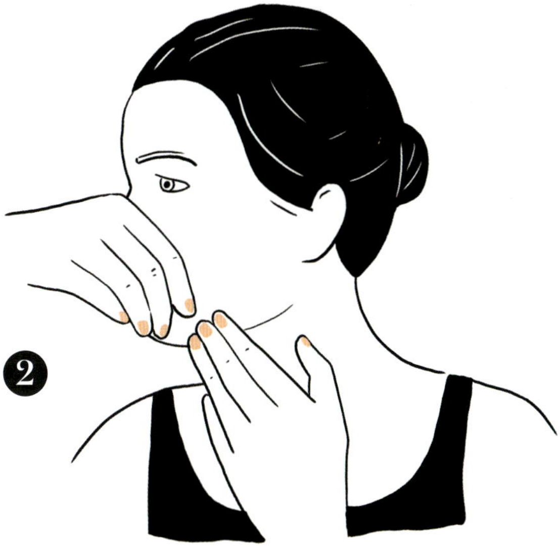

LE STRETCHING

1. Méthode intrabuccale
Je mets mon pouce à l'intérieur de la bouche, en regard du muscle. Ensuite, je vais le pincer avec mon index et mon majeur, tout en étirant le muscle vers le haut.

2. Avec l'autre main, je maintiens le bas de mon visage. Une technique topissime pour prévenir cette ride !

« Vous voilà enfin avec la bonne méthode pour ***lutter contre les rides disgracieuses de la bouche !*** »

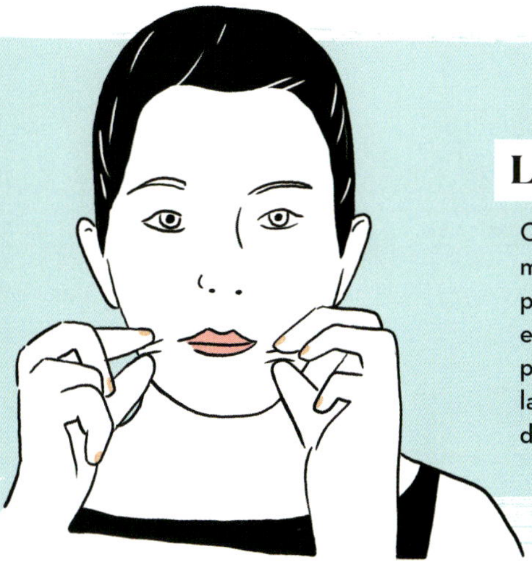

Les pincements

Comme d'habitude, je positionne mon pouce et mon index perpendiculairement au pli de la ride et je démarre une série de petits pincements secs et toniques sans tirer la peau vers l'avant pour ne pas la distendre.

Les rides pattes d'oie

Mieux qu'un bistouri, cet automassage bien ciblé autour de l'œil illumine mon regard et me fait sentir encore plus lumineuse !

Comment ça fonctionne ?

Les yeux et leur muscle orbiculaire sont constamment en action et en tension. Lorsque l'on sourit, que l'on plisse les yeux, que l'on se concentre, les rides de la patte d'oie se forment. Personnellement, je trouve que ces rides ont beaucoup de charme, ce sont de loin les plus jolies ! Cette routine va les atténuer tout en gardant leurs plis naturels. Un beau compromis !

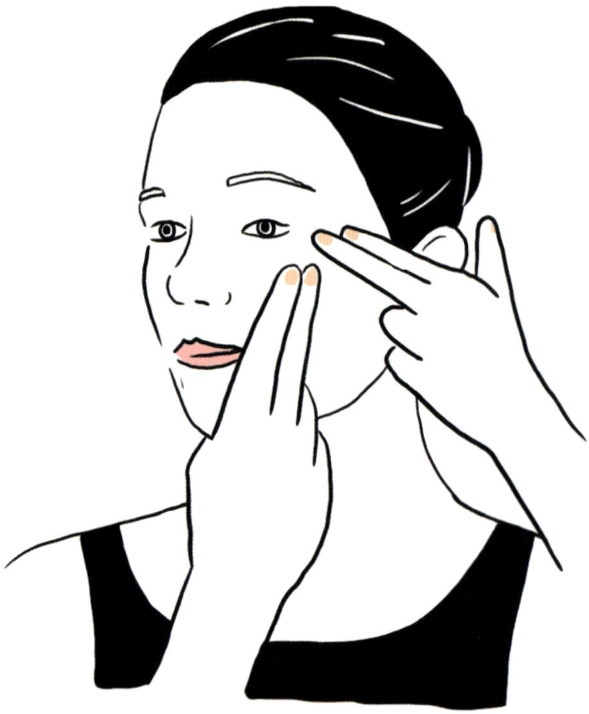

L'ÉCHAUFFEMENT

Je commence par le côté gauche du visage.

À l'aide de mon majeur et de mon annulaire collés ensemble, je réalise un lissage alterné main gauche, main droite, autour de la zone de la patte d'oie. Mes gestes sont plutôt rapides et la pression exercée par mes doigts est légère à moyenne. Au bout d'une minute, je passe sur le côté droit du visage.

« Si vous voulez particulièrement cibler la zone des pattes d'oie, soyez régulière dans vos massages. ***Mieux vaut 3 min tous les jours que 10 min une fois par semaine.*** C'est la régularité qui paiera. Ne lâchez rien ! »

1

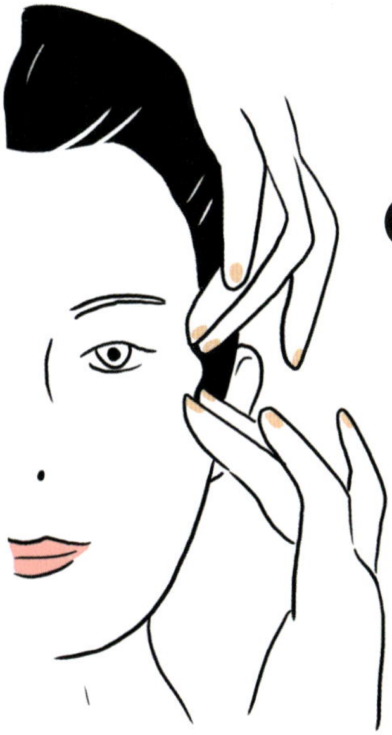

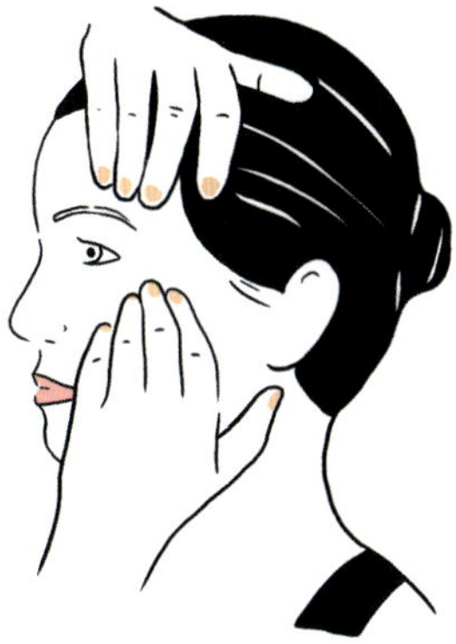

LE STRETCHING

1. Muscle orbiculaire des yeux
Je commence par le côté gauche du visage, sur la zone de la patte d'oie. Pour cet exercice, j'utilise toujours le majeur et l'annulaire de chaque main. Je place ma main droite au-dessus de ma tête et ma main gauche parallèle à mon visage : mes doigts doivent se retrouver face à face. Ma main droite étire la peau vers le haut tandis que ma main gauche l'étire vers le bas.
Une fois terminée, je recommence l'automassage de l'autre côté : main gauche au-dessus de ma tête et main droite dessous.

2. Les petites ridules du dessous de l'œil
Pour atténuer mes ridules d'expressions, je mets mes index face à face sur l'os orbiculaire qui se situe en dessous de chaque œil.

3. Je décale mes doigts au fur et à mesure du massage pour étirer toute la zone de l'œil.

2

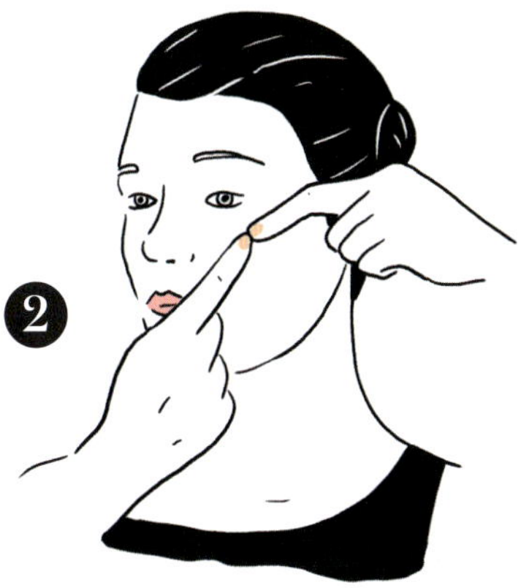

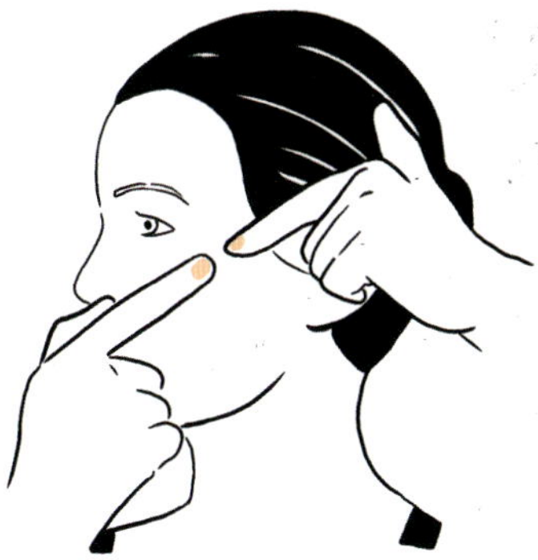

3

Les pincements

Je m'installe devant un miroir et démarre une série de petits pincements sur chaque ride visible avec le pouce et l'index. Je pince bien perpendiculairement la ride de façon à casser son sillon. Les petits mouvements sont toujours secs et vifs. Je n'oublie pas de passer à une autre ride lorsque ma peau rougit.

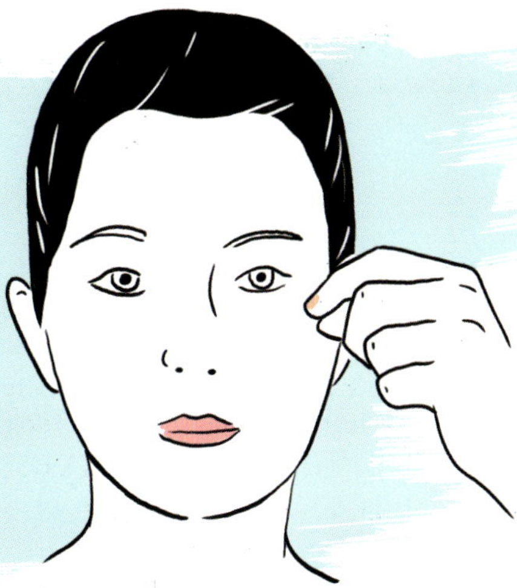

Les rides du lion

Pour ne pas me transformer en lionne jusqu'au bout des rides, je pratique cette petite gestuelle qui me défroisse illico !

Comment ça fonctionne ?

Lorsque l'on fronce les sourcils, que l'on fixe un écran ou que l'on se concentre par exemple, nous contractons inconsciemment deux muscles de notre front : le muscle procerus et le muscle abaisseur du sourcil. Ces contractions répétées forment des petites rides qui se creusent au fil du temps.

Ces exercices vont venir détendre ces muscles pour ralentir l'apparition des rides intersourcilières, appelées aussi rides du lion !

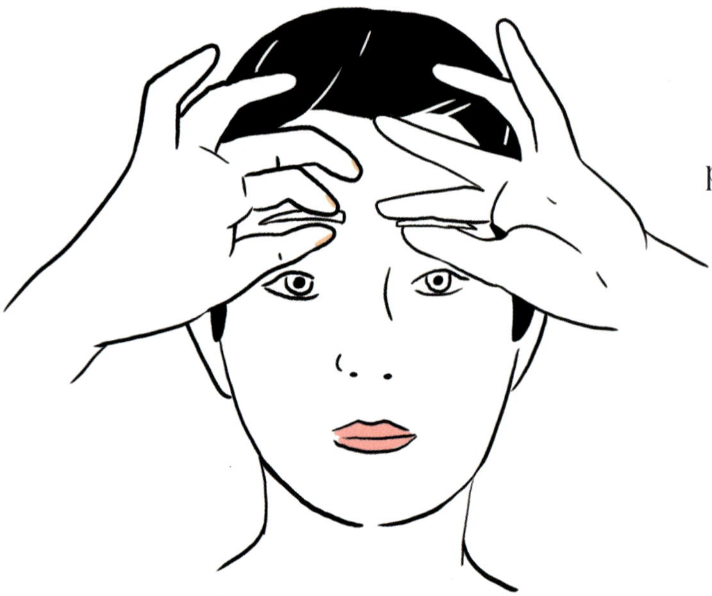

« ***Ces automassages peuvent se réaliser à tout moment de la journée,*** au bureau par exemple pour relaxer ses yeux. Cela préviendra aussi vos maux de tête. Ainsi, vous doublez les bénéfices ! »

le tip de Delphine

Si vous avez tendance à froncer les sourcils, *ces massages vont vous aider à faire disparaître votre petite manie. Pour cela, massez-vous bien en pleine conscience, soyez présente à ce que vous faites. Ainsi, vous pourrez déprogrammer cet automatisme !*

L'ÉCHAUFFEMENT

Je pince !

1. Je commence par placer mes pouces et mes index comme si je voulais attraper mes sourcils, les doigts bien parallèles au sol.

2. Je pince et j'étire par des pressions profondes et très lentes. Je continue le mouvement en me promenant sur le sourcil. Puis je recommence.

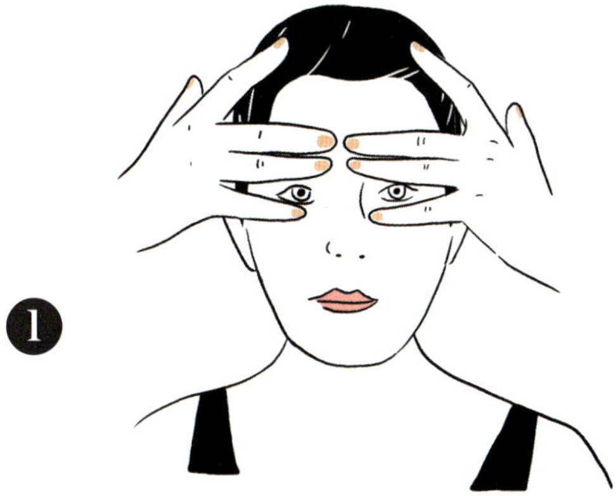

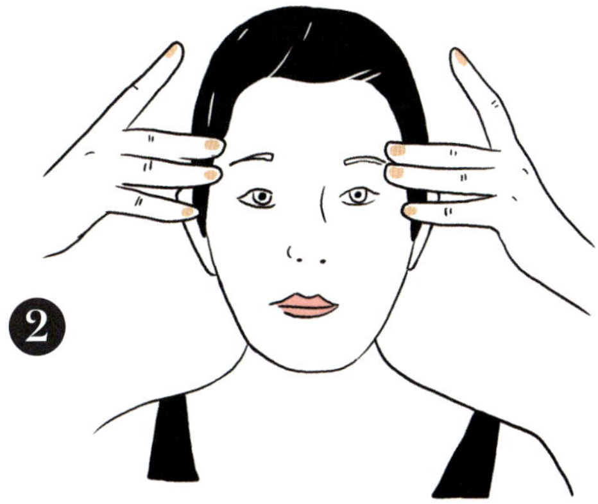

LE STRETCHING

Pour travailler la ride du lion, le muscle abaisseur du sourcil et le muscle procerus (voir schéma page 9)

1. Je place mon majeur et mon annulaire face à face dans le pli de la ride du lion.

2. J'étire de chaque côté du visage pour détendre la zone en continuant le mouvement le long des sourcils. Je termine au bout du sourcil. Mon geste est lent et appuyé. Je le répète plusieurs fois.

SPÉCIAL ORDI

Je pose mes coudes sur mon bureau et je fais tomber ma tête sur mes pouces que je place dans le coin interne de l'œil au niveau de la tête du sourcil. (Vous devez sentir un petit creux dans l'ossature et avoir un peu mal !). J'exerce une pression profonde pendant 10 secondes puis je relâche et je recommence 10s. Le muscle va instantanément se relaxer sous la pression.

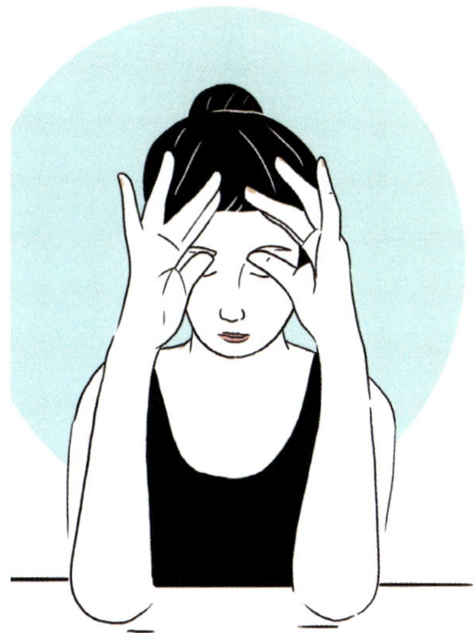

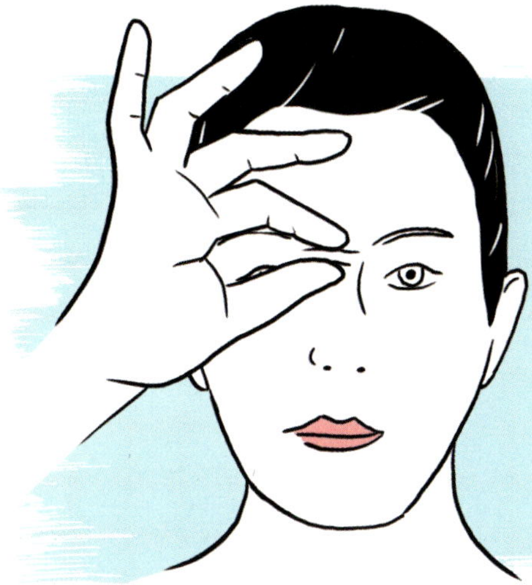

Les pincements

Devant un miroir, je pince chaque ride de l'espace intersourcilier avec mon pouce et mon index. Je travaille chaque ride en pinçant perpendiculairement à la ride du lion de façon à casser son sillon. Je fais des petits mouvements vifs et je reste tonique dans mes gestes. Bien sûr, j'arrête l'exercice lorsque ma peau commence à rougir et devenir sensible. À ce moment-là, je m'attaque à une autre !

Les rides frontales

Le front est une zone qui marque très vite sans que l'on ne s'en rende vraiment compte. J'adore cette routine qui agit comme un vrai fer à repasser !

Comment ça fonctionne ?

Notre front est le réceptacle épidermique de bon nombre de nos émotions : la colère, la surprise, l'interrogation, le doute, la tristesse… Toute la journée, il bouge en fonction de ce que nous ressentons. Il est au premier rang de nos sensations. D'ailleurs ne dit-on pas « faire front » lorsque l'on se défend par exemple ? Au fil des années, les rides horizontales du front se creusent. Pour éviter qu'elles ne deviennent trop apparentes, il est nécessaire de relaxer la zone musculaire. Il s'agit du plus grand muscle du visage, il est relié à l'aponévrose épicrânienne jusqu'à l'occiput derrière le crâne. Alors, vous êtes prête ?

L'ÉCHAUFFEMENT

1. Je lisse le muscle frontal
Pour débuter, je place mes mains jointes au centre de mon front, puis je réalise de grands lissages lents puis rapides du centre du front vers l'extérieur du visage. J'utilise les deux mains en même temps et je commence par des pressions légères puis plus appuyées dans un second temps.

2. Je vibre !
Cette technique s'appelle « la vibration de l'Indien ».
Je dépose la tranche de mon index au centre de mon front, de manière horizontale. Puis je réalise des petits mouvements très brefs, du haut vers le bas, afin de créer une vibration pour détendre et échauffer le muscle du front.
Je déplace ma main jusqu'en haut du front, pour toucher la racine de mes cheveux.

L'objectif ? Chasser les tensions et détendre le muscle frontal au maximum pour lisser les rides.

1

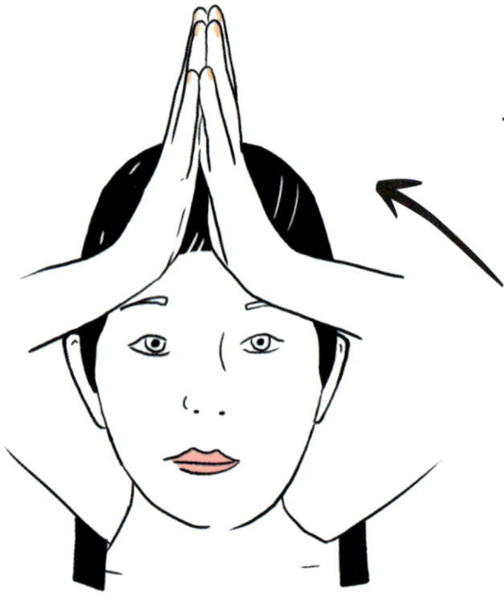

2

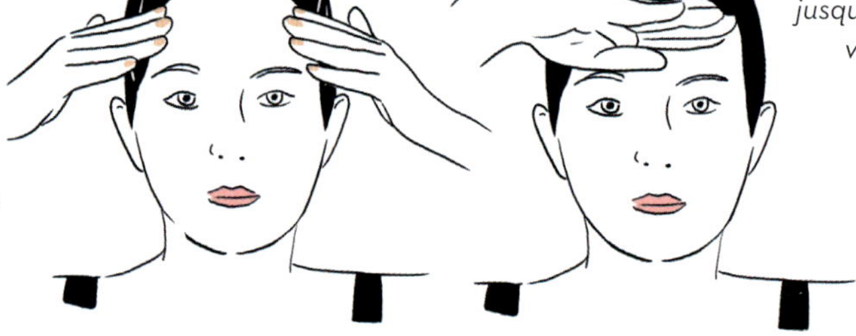

le tip de Delphine

Associez toujours un mouvement rapide avec une pression légère et a contrario un mouvement lent avec une pression profonde.

Warning !
Ne massez pas votre front des sourcils jusqu'à la racine des cheveux car vous pourriez accentuer vos rides. Pensez-y lorsque vous étalez votre crème de jour, partez bien de l'intérieur pour aller jusqu'à l'extérieur de votre visage.

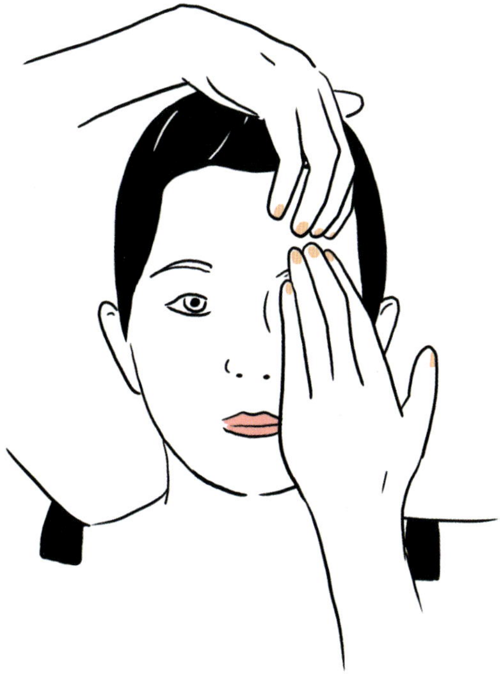

LE STRETCHING

1. Muscle frontal
Maintenant je vais travailler chacune de mes rides du front. Je dépose les index, majeurs et annulaires de chaque main de part et d'autre du sillon et je l'étire doucement. La main du haut tire vers le haut et celle du bas vers le bas. Mon geste est lent et bien appuyé et se déplace tout le long de la ride.

2. Lorsque je tombe sur une ride oblique, je n'ai qu'à pencher mes doigts pour rester bien le long et je fais le même geste.

Attention, cette gestuelle nécessite très peu d'huile afin que les doigts ne glissent pas.

« ***Prenez tout votre temps pour réaliser ces automassages, ils s'intègrent dans une routine rien que pour vous,*** quelques minutes pour vous détendre et vous faire du bien. Mettez de la musique douce, votre smartphone sur off et n'écoutez plus que vous. »

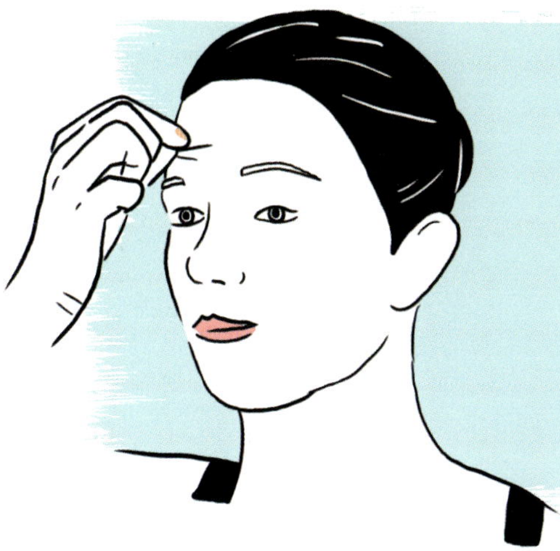

Les pincements

Je réalise toujours cet exo devant un miroir. C'est parti pour une série de pincements ! Je pince chaque ride avec mon pouce et mon index dans un geste vif et tonique. Je travaille toujours une ride après l'autre et je pince perpendiculairement à la ride du front de manière à casser son sillon. Lorsque la zone rougit, je continue plus loin !

POUR DOUBLER LES BÉNÉFICES

Le muscle du cuir chevelu est relié au front. Prenez donc soin de votre crâne en réalisant quelques massages circulaires pour le détendre. Cela relâchera également les rides du front.

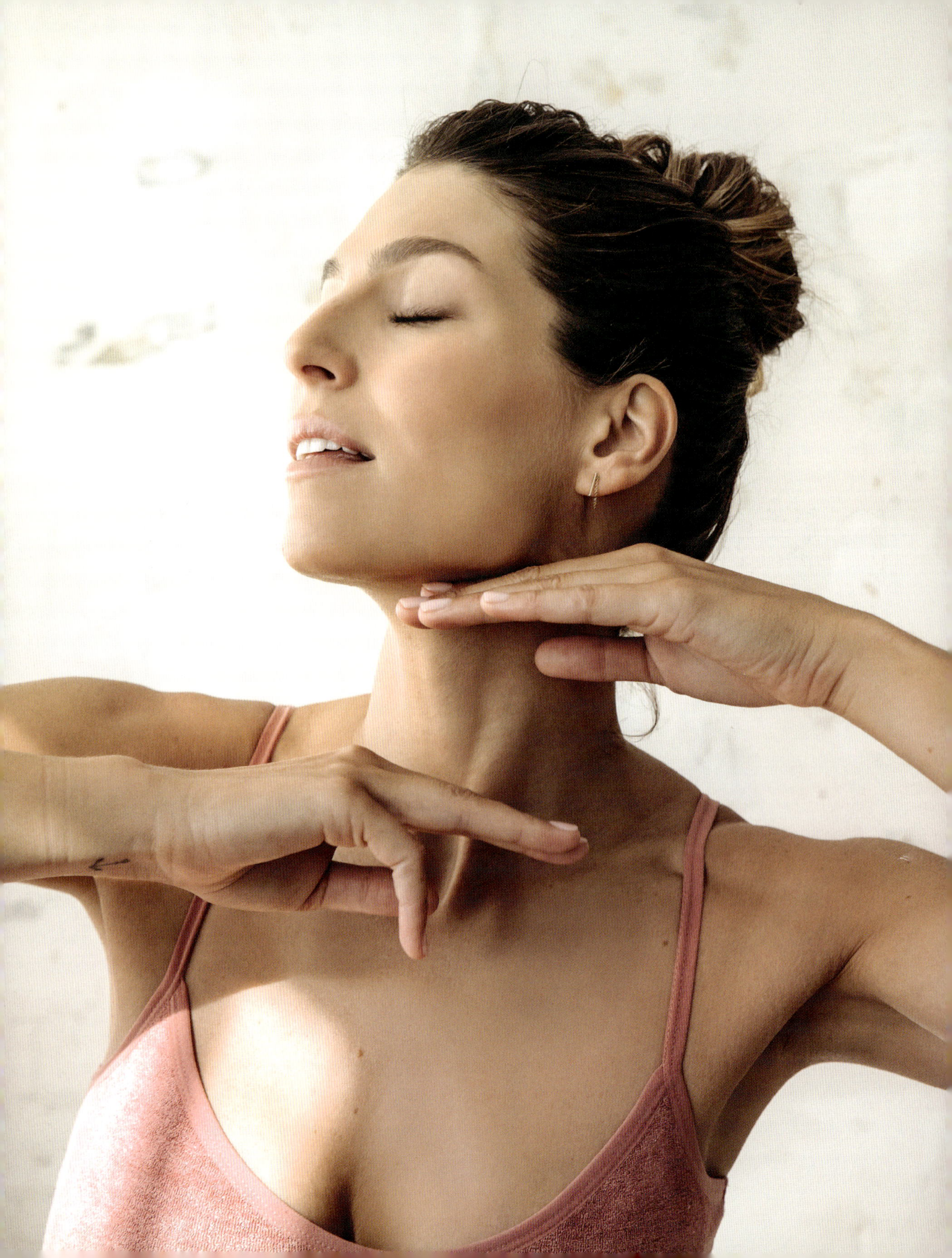

MASSAGES **ANTI-RELÂCHEMENT**

Avec le temps, notre visage vit trois transformations : la fonte de sa masse graisseuse (il s'affine), **l'atrophie de sa masse musculaire** (il perd de son volume) **et la disparition de la tonicité de sa peau.** Ces techniques d'automassages vont créer un afflux sanguin qui va oxygéner, détendre et donner du volume aux muscles du visage. Ils vont alors reprendre toute leur place et leur galbe. **Résultat : votre visage vieillira moins vite !**

Un ovale sculpté

Un visage bien dessiné, ça se travaille ! *Exit* le double menton et la peau qui se relâchent avec ces techniques précises pour sculpter votre minois et garder votre beauté au fil des jours.

Comment ça fonctionne ?

Avec les années, les muscles et la peau se détendent, entraînant un relâchement de l'ovale du visage. Delphine m'a appris quelques techniques super sculptantes pour bien tonifier les tissus en profondeur et prévenir la dégringolade ! On s'y met ?

L'ÉCHAUFFEMENT

1. Je place mes mains en prière au niveau de mon menton.

2. Je lisse tout l'ovale de mon visage en terminant mon mouvement avec l'éminence thénar jusqu'aux lobes de mes oreilles. Comme c'est un échauffement, je fais ce mouvement rapidement avec une pression moyenne de mes mains.

3. Je passe le dos de mes doigts (index, majeur, annulaire) sous mon ovale (comme si je faisais une caresse avec le dos de mes doigts), en alternant main droite, main gauche. Je fais attention à bien monter mon visage vers le haut et ne pas baisser la tête.

2

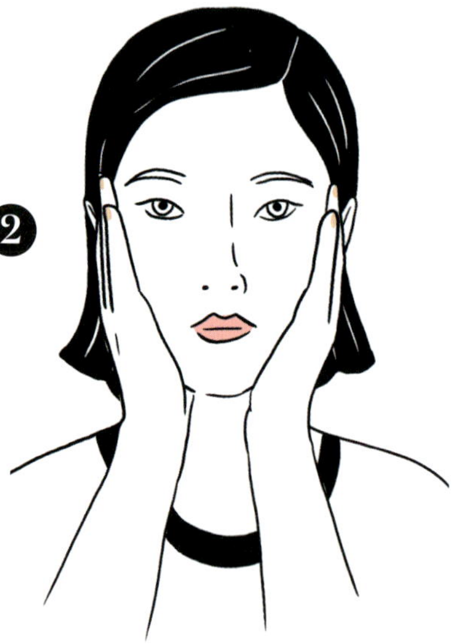

1

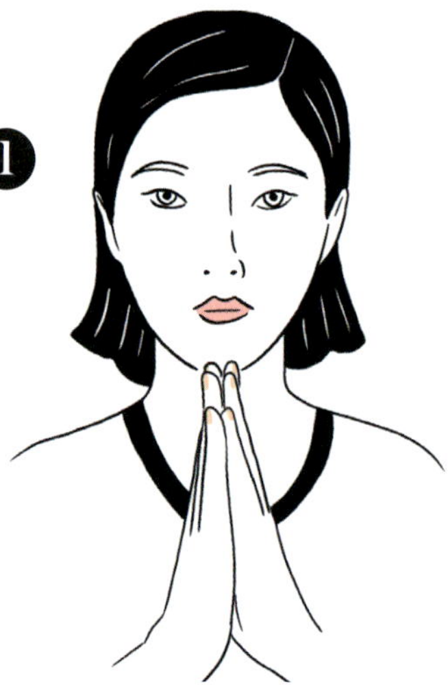

3

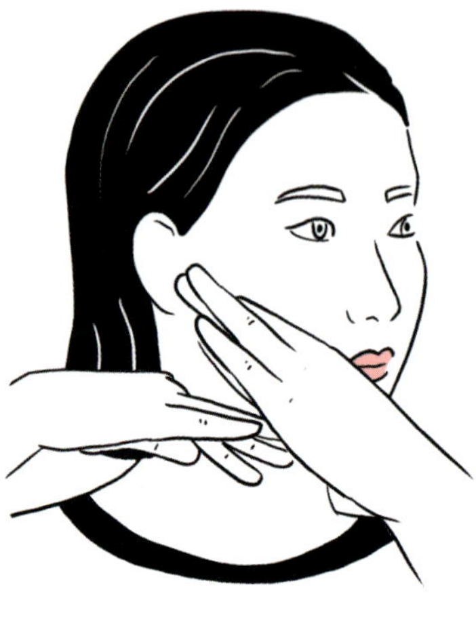

« En plus de modeler mon visage, ***cet automassage me donne un vrai coup de fouet !*** »

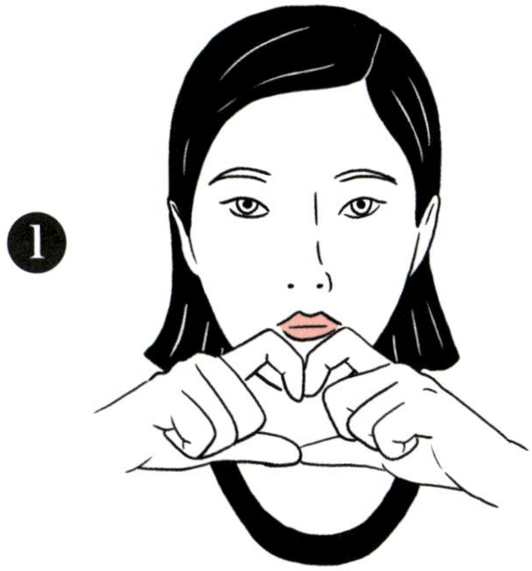

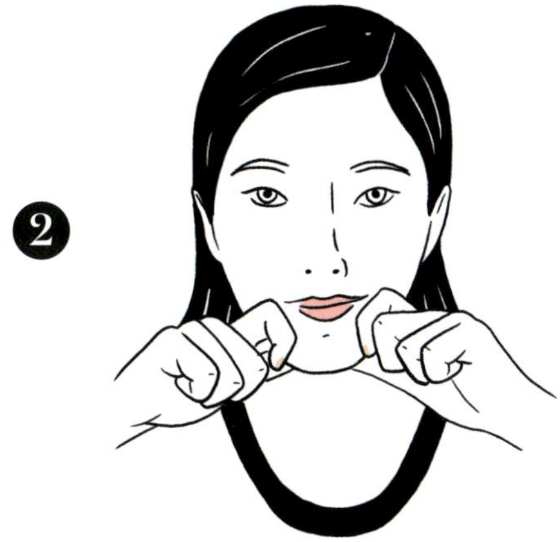

JE SCULPTE !

1. Je fais un cœur avec mes doigts : deuxièmes phalanges des index l'une contre l'autre.

2. Je dépose mes pouces sous mon menton et mes index pliés, crochetés sous la lèvre inférieure.

3. Je vais encadrer la mandibule avec mes pouces que je crochète également sous la mâchoire pendant que mes index lissent l'ovale. Attention de ne pas s'arrêter en milieu de parcours et de finir son geste jusqu'aux oreilles. Le mouvement est lent et profond.

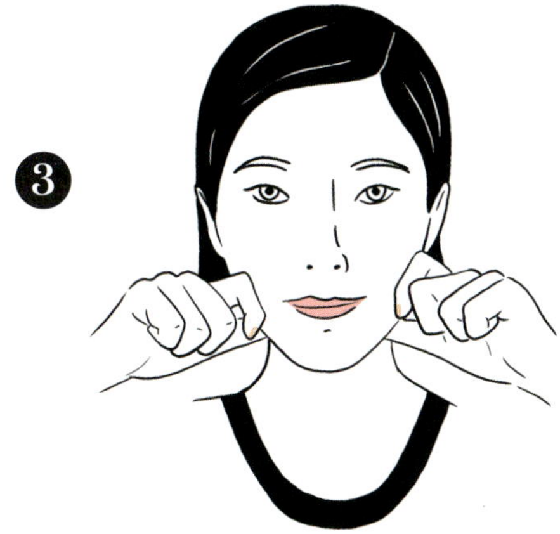

le tip de Delphine

Au quotidien, gardez toujours un port de tête haut, des épaules basses et un dos bien droit comme les danseuses, *cela prévient naturellement le relâchement de l'ovale du visage !*

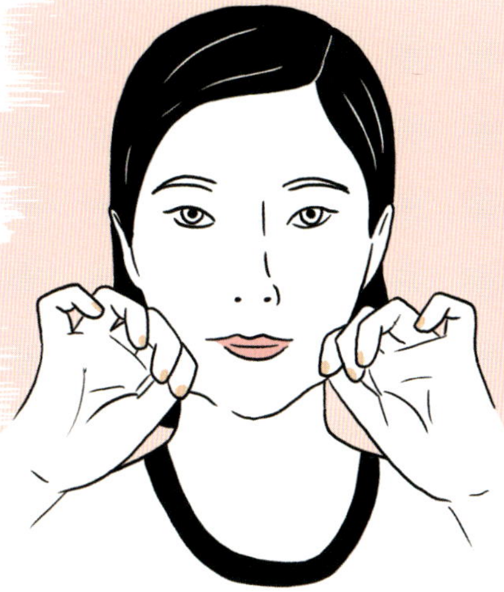

Les gros pincements

Nous devons créer un afflux sanguin afin que le muscle soit bien oxygéné et retrouve sa forme originelle. Le pincement se fait avec le pouce et le tranchant de l'index. Je pince et je me déplace ailleurs. Je pars du menton et me dirige jusqu'aux lobes en faisant des allers-retours. Attention de ne pas tirer la peau vers l'avant ni vers le bas ou le haut.

Des joues bien fermes

Nos grands-mères nous pinçaient les joues pour avoir bonne mine, me rappelle souvent Delphine ! Elles avaient raison, rien de mieux que des joues rebondies pour avoir l'air toujours en forme.

Comment ça fonctionne ?

Nous allons travailler sur deux muscles présents dans les joues : le buccinateur qu'on utilise pour parler ou mâcher et le risorius pour sourire. Avec le temps, autour de 35 ans, nos joues se creusent car ces deux muscles commencent à s'atrophier. Et mauvaise nouvelle : les joues peuvent se relâcher !

Échauffez vos doigts, c'est parti pour des joues repulpées !

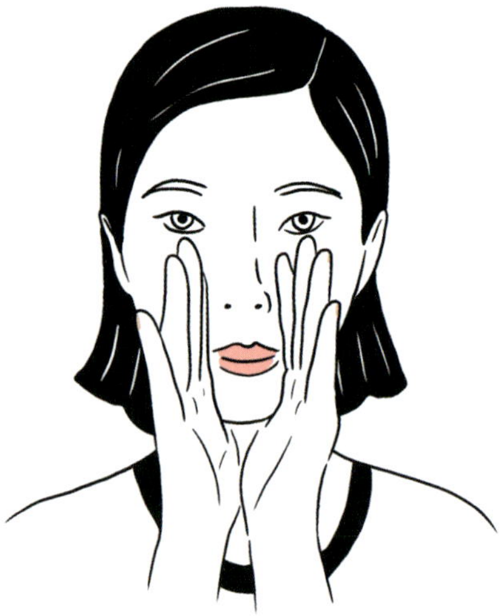

1

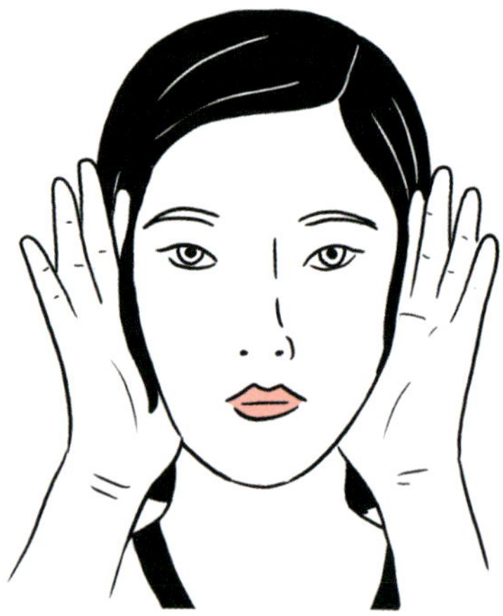

L'ÉCHAUFFEMENT

1. Je place le tranchant de mes index dans le sillon nasogénien. Je lisse toute la zone des joues jusqu'aux oreilles sans écraser ma pommette (je passe en dessous). Cette technique échauffe mes joues mais sculpte aussi mes pommettes, deux en un !

2. Il s'agit de la technique de battage de la page 44, toujours en alternant la main droite et la main gauche. J'effectue le battage avec le majeur, en restant bien sur la zone de la joue (axe coin de l'œil) et en partant sous la commissure des lèvres. Le geste est rapide et la pression du geste moyenne. moyenne de mes mains.

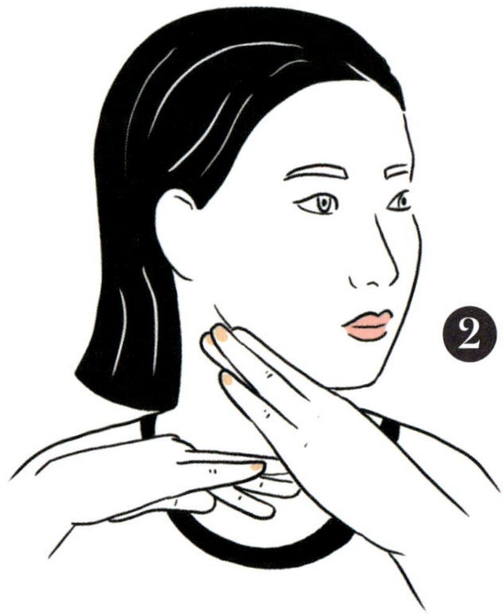

2

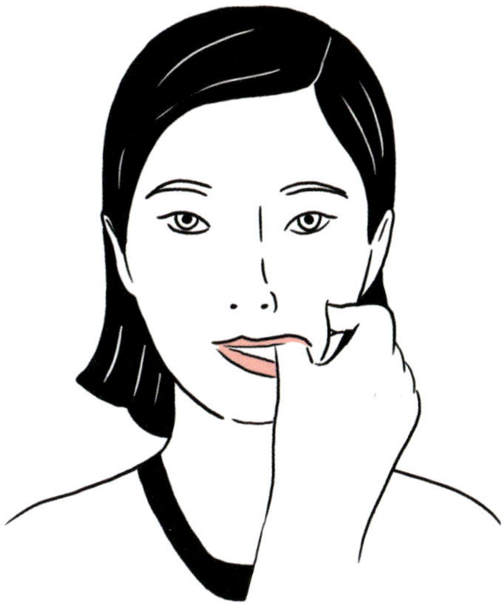

JE REPULPE !

Technique intrabuccale

Je place mon pouce à l'intérieur de ma joue, dans l'axe de la commissure. Avec mon index et mon majeur, je fais des mouvements circulaires.

Le pouce pousse vers l'extérieur.
Je ne vais pas plus loin que l'axe du coin externe de l'œil.

le tip de Delphine

Cette technique est particulièrement adaptée aux personnes qui ont un visage fin et une ossature angulaire *pour donner un effet plus rebondi et prévenir l'effet creusé.*
À faire tous les jours pendant 1 min.

LA TECHNIQUE INTRABUCCALE

Ultra tendance outre-Manche (Kate Moss et Kate Middleton en raffolent !), cette gestuelle très efficace a le gros avantage d'aller travailler les rides en profondeur en pinçant toutes les couches de muscles qui sont superposées les unes aux autres.

« **N'oubliez pas que l'activité sportive régulière a un impact très positif** sur la tonicité et l'élasticité de la peau du visage ! **L'effort crée une hyperoxygénation de tous les muscles et une hyperstimulation vasculaire,** résultat : un effet antiâge immédiat. »

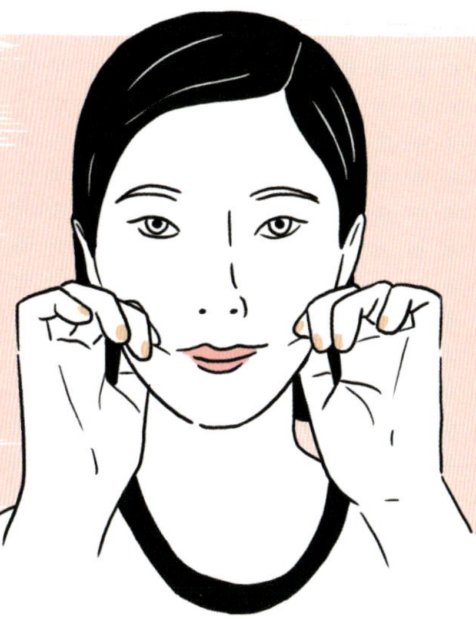

Les gros pincements

Je réalise les mêmes pincements que pour les pommettes page 48 en suivant la ligne : commissures-oreilles. J'attrape les deux muscles (buccinateur et risorius) et je les repulpe !
Le pincement est profond, je vais bien chercher les muscles.

Des pommettes up !

De belles pommettes hautes, on en rêve toutes... Alors, pour prévenir leur affaissement avec le temps, qui aura tendance à creuser aussi le sillon nasogénien, Delphine nous a préparé une routine push up !

Comment ça fonctionne ?

Que vous ayez la pommette déjà haute ou plutôt effacée, cette technique est pour vous. L'objectif : redonner du volume et de la hauteur aux muscles de votre visage ! Cet exercice va tout simplement vous donner un vrai coup d'éclat.

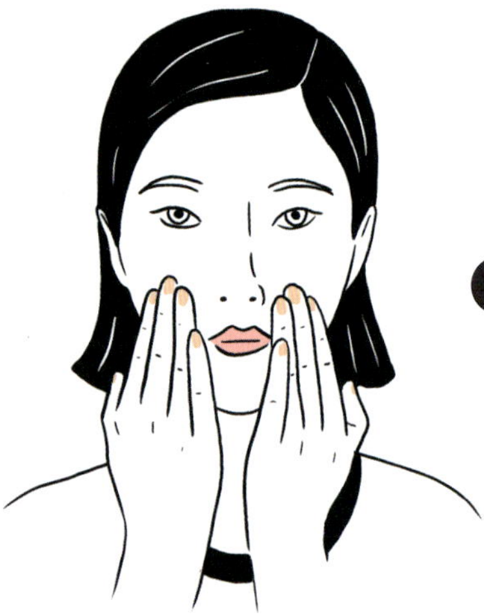

1

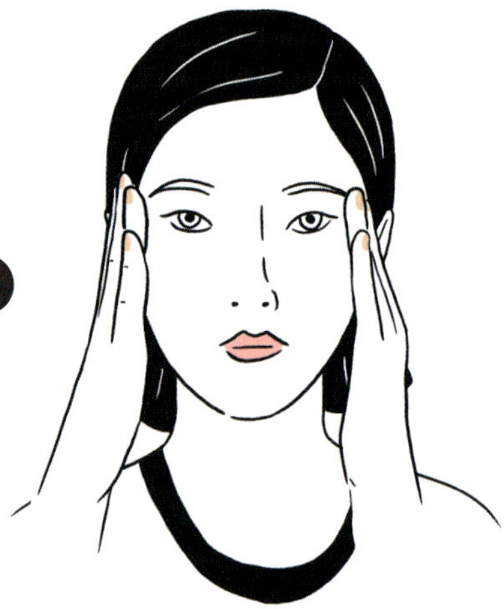

le tip de Delphine

Une fois le geste bien maîtrisé, *vous pouvez ajouter une option intéressante : ouvrir la bouche en tirant les lèvres sur les dents ; cela permet de tonifier les zygomatiques !*

L'ÉCHAUFFEMENT

1. Je place mes doigts à plat sous mes pommettes et je commence à lisser vers le haut en poussant les tissus jusqu'aux tempes.

2. Je maintiens quelques secondes lorsque j'arrive aux tempes. La direction est bien oblique. Ne vous arrêtez pas avant les tempes, vous pourriez créer des plis autour des yeux !

2

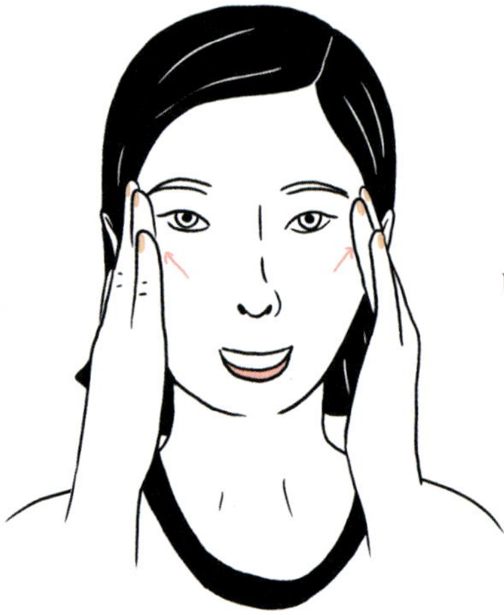

« ***J'adore cet automassage*** que je réalise avant de faire un prime à la télévision ou de partir en soirée ***pour avoir toujours bonne mine !*** »

JE SCULPTE !

1. Je crochète mes index que je positionne autour de l'aile de mon nez.

2. Avec mes index, je fais le tour des pommettes jusqu'aux tempes.

3. Sentez bien l'ossature de la pommette et faites le tour en dessinant une sorte de demi-cercle jusqu'aux oreilles.

1

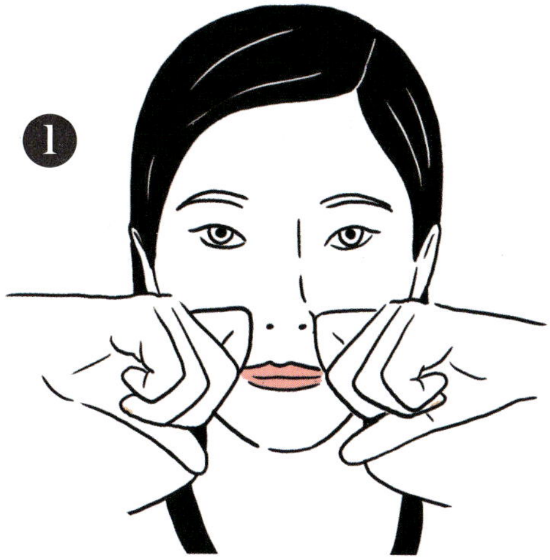

2

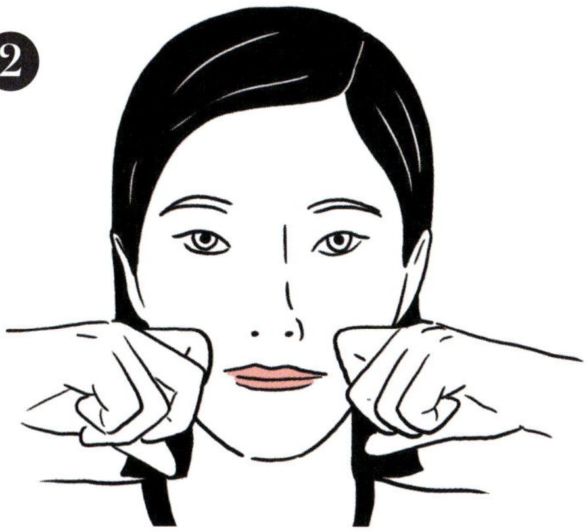

3

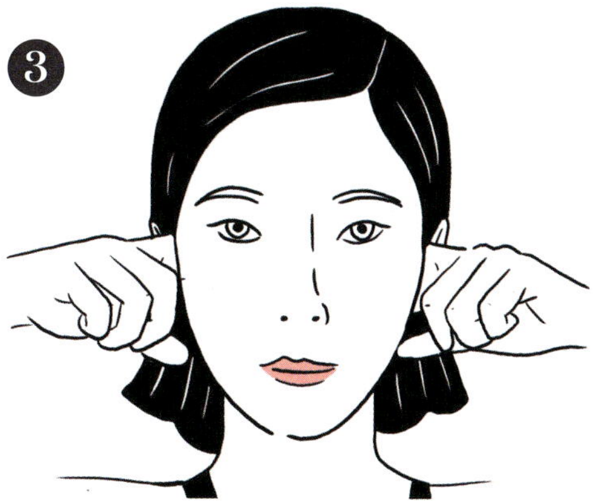

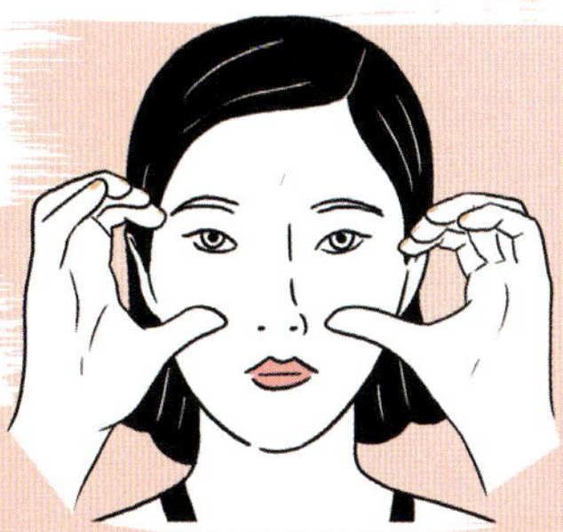

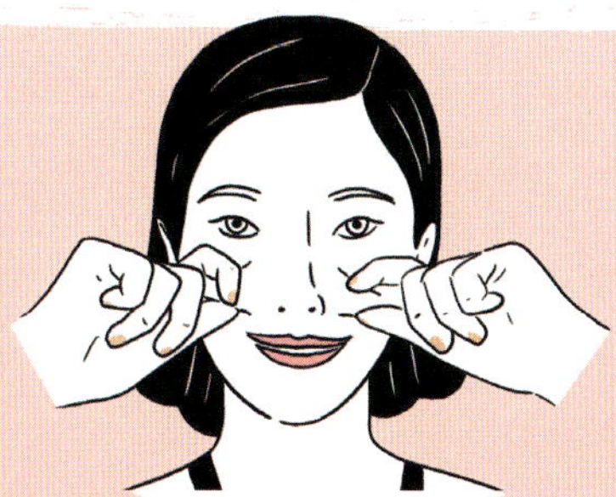

À ne pas faire : attraper trop haut la peau avec son index et tirer sur les yeux. Ce qui affaisserait le cerne (mais ferait bien rire la personne à côté de vous) !

Les gros pincements

Effet 100 % repulpant !
J'encre mes pouces sous les pommettes puis j'effectue une pince avec mon index crocheté et je commence mes pincements. J'attrape la pommette, je la pince, et je me décale de quelques centimètres pour recommencer. Mon mouvement est plutôt lent.

Des sourcils fiers

On pense rarement à tonifier ses sourcils… Cela peut même nous paraître plutôt original ! Et pourtant, le muscle du sourcil (appelé orbiculaire des yeux) a besoin de rester haut pour nous donner toujours le regard fresh !

Comment ça fonctionne ?

Le sourcil se relâche avec le temps, entraînant une queue du sourcil tombante et un pli dans les paupières mobiles. Le regard se ferme… La ligne des sourcils est aussi importante que celle de l'ovale. Nous devons travailler le maintien du sourcil pour garder un regard ouvert et lumineux !

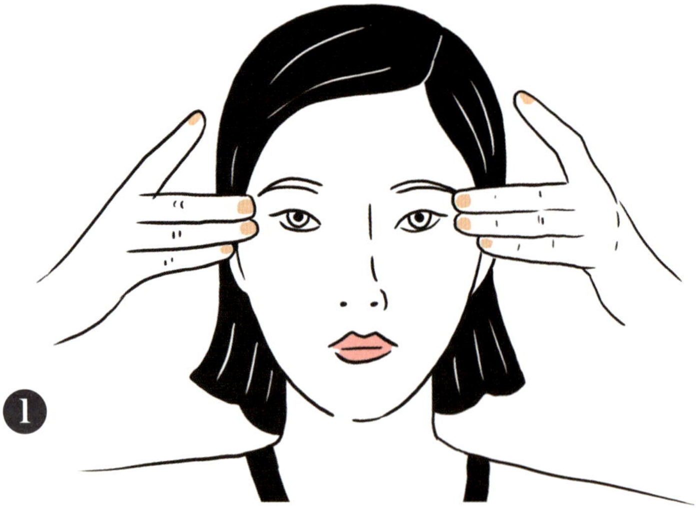

le tip de Delphine

***Les trois lignes du visage :** celle de l'ovale, celui des pommettes et ceux des sourcils sont les trois axes qui nous permettent de donner inconsciemment un âge à quelqu'un en fonction de leur tonicité et de leur relâchement. Soignez-les !*

L'ÉCHAUFFEMENT

1. De l'orbiculaire
J'encadre mes sourcils avec mes majeurs et mes annulaires, les doigts sont face à face.

2. J'effectue un lissage jusqu'aux tempes.
Le mouvement est plutôt ascendant et je termine bien jusqu'à la racine du cuir chevelu.

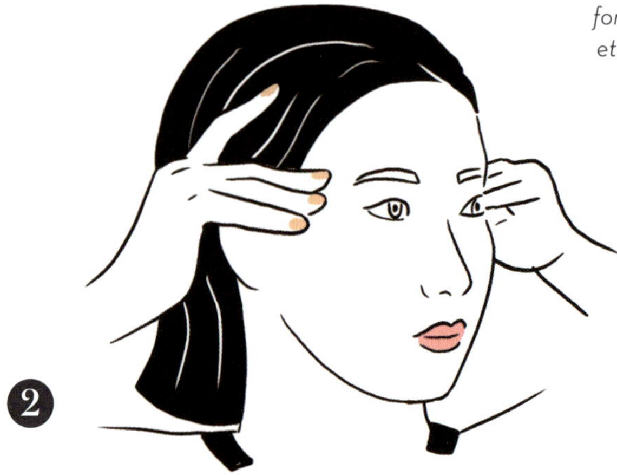

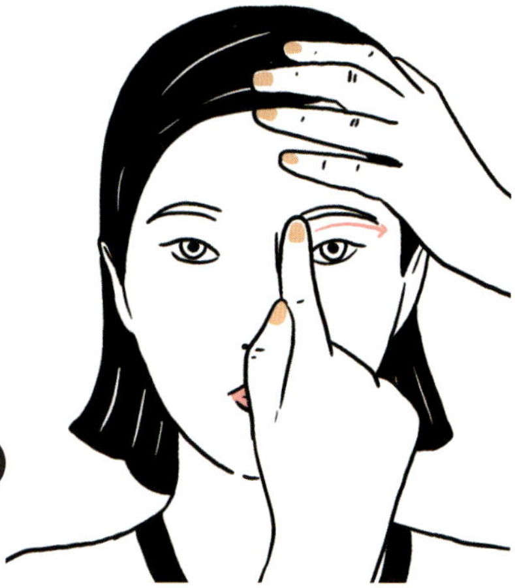

1

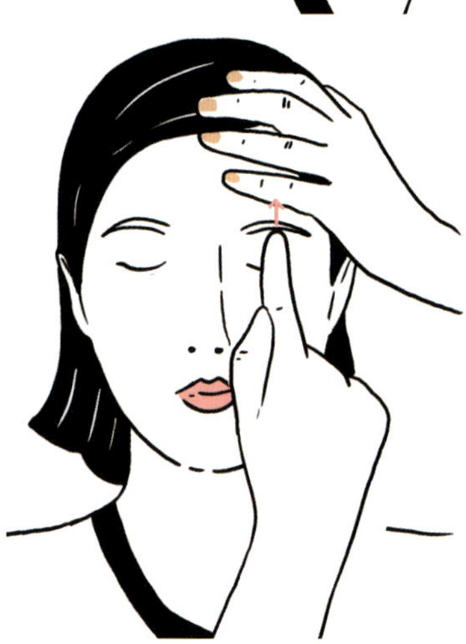

2

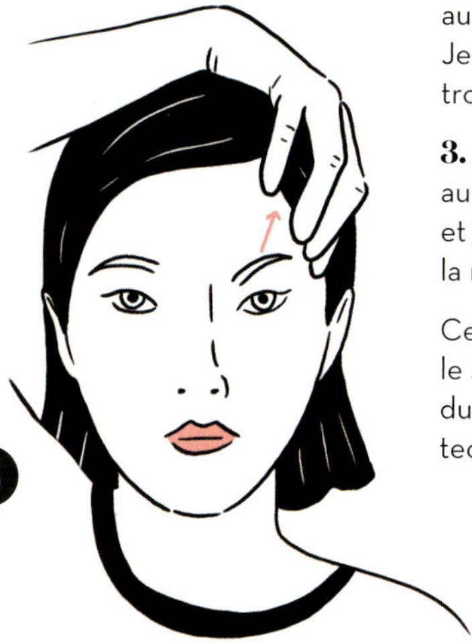

3

JE SCULPTE !

1. Je dépose ma main gauche au-dessus de mon sourcil pour maintenir la peau. Je prends l'index de ma main droite et je pars du coin interne de l'œil gauche. Je lifte sous le sourcil pendant une dizaine de passages lents et profonds.

2. Je maintiens 5s une pression au 2/3 du sourcil vers le haut. Je relâche et je recommence trois fois.

3. Je dépose ma main droite au-dessus de mon sourcil gauche et je lisse mon sourcil jusqu'à la racine du cuir chevelu.

Cela a une action push up sur le sourcil et détend les tensions du muscle frontal. Une vraie technique pour ouvrir le regard.

« A chaque fois que je réalise ce massage, je suis étonnée par ses résultats immédiats. ***Le regard est instantanément plus ouvert.*** »

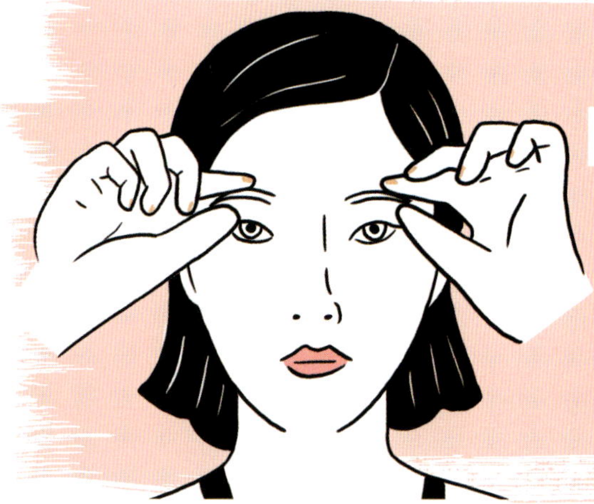

Les gros pincements

Je fais une pince avec mon pouce et mon index. Je commence au niveau du coin interne des sourcils et je réalise des pressions lentes et profondes jusqu'à la queue des sourcils. Je fais attention encore une fois, de ne pas tirer la peau vers l'avant.

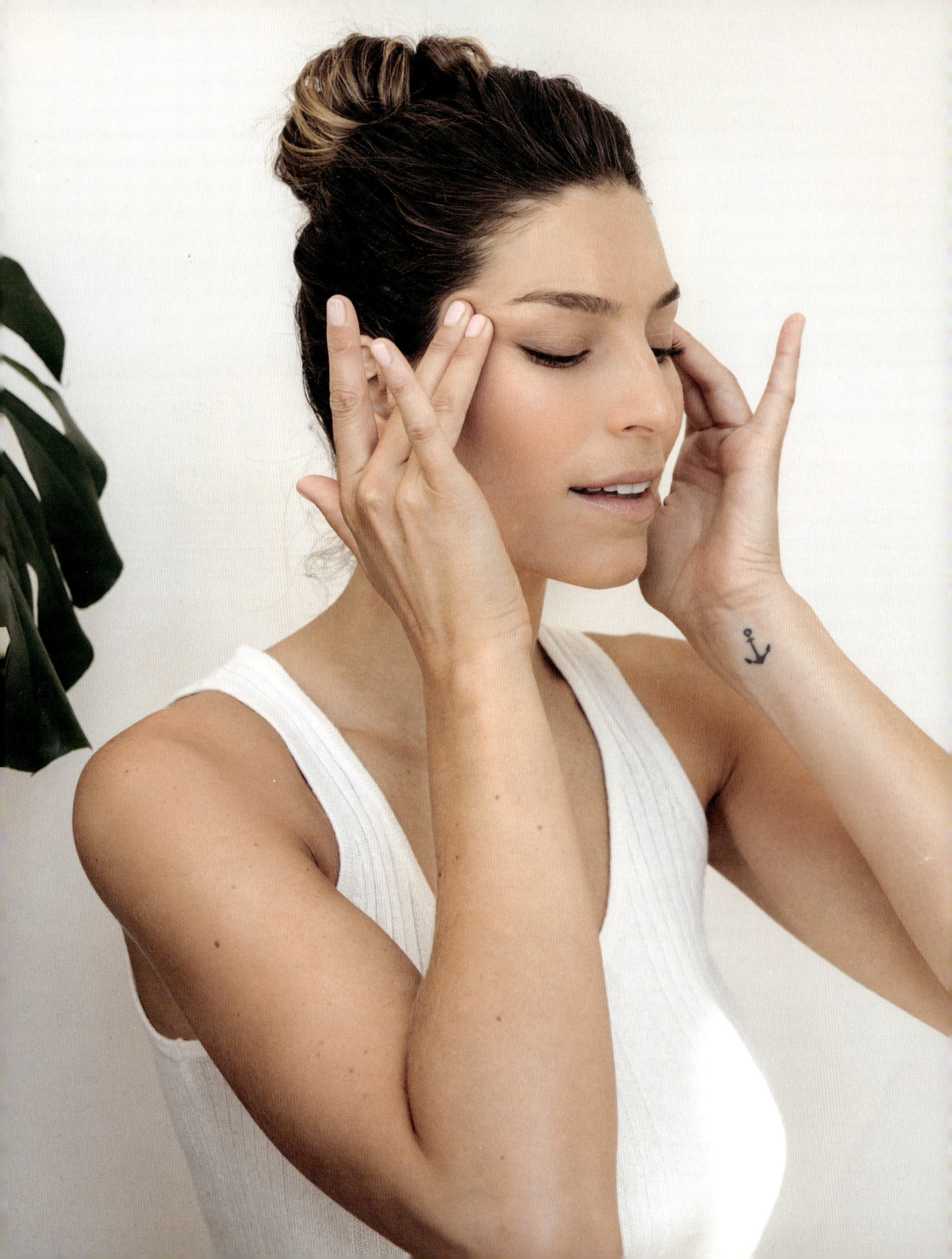

MASSAGES **ANTIFATIGUE**

Cernes, poches, teint gris, traits tirés… **Notre visage a besoin parfois d'un coup de boost pour reprendre forme humaine !** Avec ces techniques de drainage et de stimulation de points énergétiques, vous retrouverez vite une mine rosée grâce à une bonne élimination de vos toxines cellulaires. **Prête ?**

Bye bye les cernes

Pour avoir l'air fraîche et reposée dès le réveil, voici quelques gestes imparables pour réduire les cernes.

Comment ça fonctionne ?

Dans la zone des cernes, la circulation sanguine a tendance à stagner. Avec le temps et une mauvaise hygiène de vie, notre peau subit une fonte musculaire ainsi qu'une perte de la masse graisseuse. Résultat : les capillaires sont plus visibles et les cernes apparaissent. Il faut donc relancer cette circulation ! Allez zou !

LE PIANOTAGE

J'applique mon soin avec cette gestuelle dynamique et stimulante pour relancer la circulation sanguine.

J'effectue un pianotage rapide sur l'ensemble de mes cernes avec le bout de mes doigts pendant 30 s. Je regarde vers le haut pour ne pas être gênée.

Je vais bien dans le coin interne de l'œil et je me dirige vers l'extérieur.

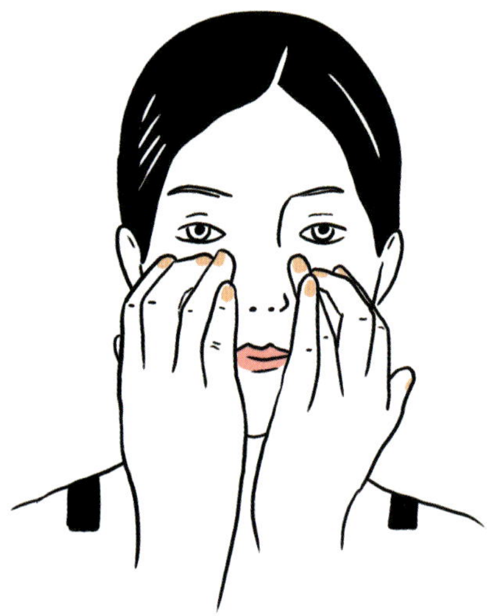

le tip de Delphine

Les meilleurs actifs stimulants pour choisir votre soin anticernes : *la caféine, la prêle, le marron d'Inde et l'eau de bleuet.*

LES PINCEMENTS

Je réalise des petits pincements cutanés : j'attrape juste la peau et non le muscle. Attention de ne pas tirer la peau vers l'avant.

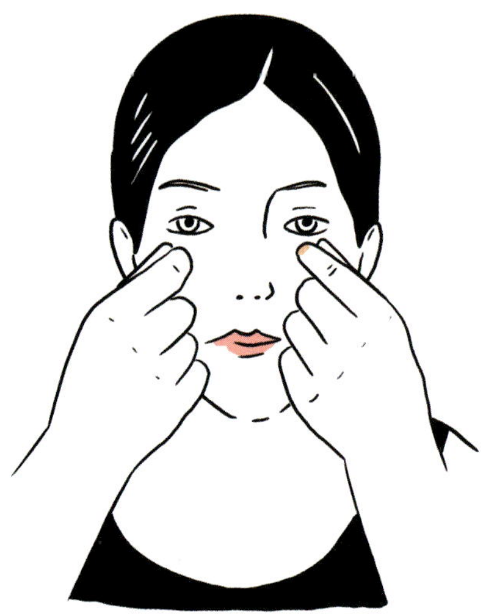

LE LISSAGE

1. Avec ma main gauche, je maintiens les tissus au niveau du coin externe de l'œil gauche et je vais réaliser un tour complet de mon œil avec mon index droit.

2. Je lisse mon cerne de l'extérieur vers l'intérieur en allant bien vers le coin interne de l'œil puis en remontant au niveau de la paupière supérieure.

Je peux aussi réaliser cette technique avec le dos d'une cuillère bien fraîche ou avec le Gua Sha (voir page 82).

1

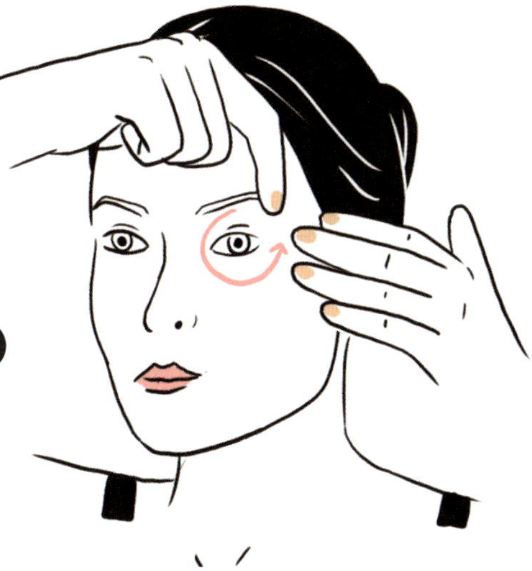

2

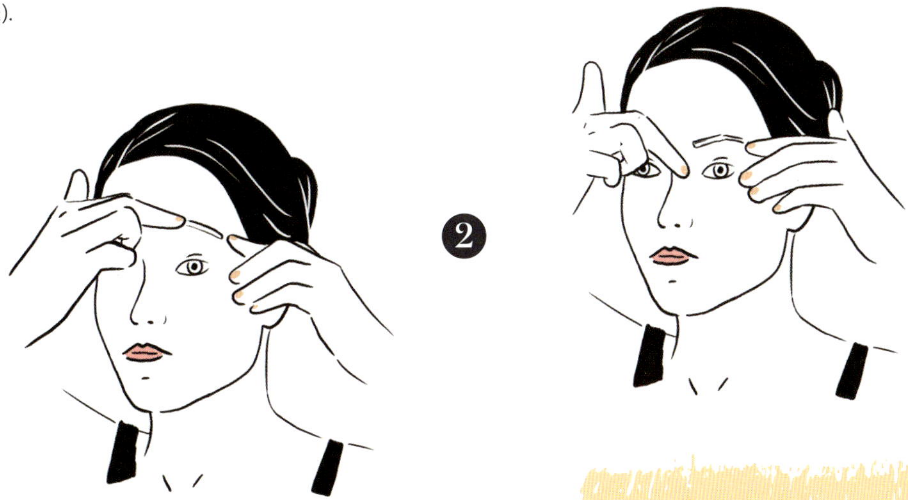

« ***Ce massage est devenu un réflexe pour moi tous les matins*** pour éviter d'avoir l'effet sortie du lit ! »

Les bienfaits du froid ?

Il gaine le capillaire sanguin et a un effet vasoconstricteur qui relance la circulation sanguine. Sortez alors votre Gua Sha (rendez-vous p. 82) du frigo et déposez-le sur le cerne ou alors votre bandeau de quartz rose ! (mon objet fétiche de chez Roll-On Jade).

Videz vos poches

Pour atténuer les poches, il faut masser... son cou ! Oui, vous avez bien lu, éliminez vos déchets cellulaires pour désengorger vos poches !

QUELLES POCHES AVEZ-VOUS ?

Les poches dites « liquides », c'est-à-dire dues à la rétention d'eau, sont les seules qui peuvent s'atténuer grâce aux automassages, au contraire des poches graisseuses qui ne peuvent se résorber. Si vous ignorez quels types de poches vous avez, il suffit de regarder si votre poche a le même volume du matin au soir (poche graisseuse) ou si ce dernier se modifie au cours de la journée (poche liquide).

Comment ça fonctionne ?

Savez-vous pourquoi le matin nous avons les yeux gonflés ? Notre position allongée et immobile ralentit la lymphe qui bouge habituellement grâce à nos mouvements musculaires.
La lymphe s'accumule donc sous l'œil et donne un effet gonflé.
Si en plus votre alimentation est riche en alcool, mauvaises graisses, que vous dormez mal et que vous fumez, vous favorisez les poches.
Les poches liquides sont nos petites poubelles de déchets ! Grâce à la lymphe, un réseau de capillaires, nous pouvons éliminer ces toxines cellulaires. Il suffit de bien l'activer au niveau de ses 200 ganglions situés dans tout le cou. Cela s'appelle un drainage lymphatique. Prêtes ?

1

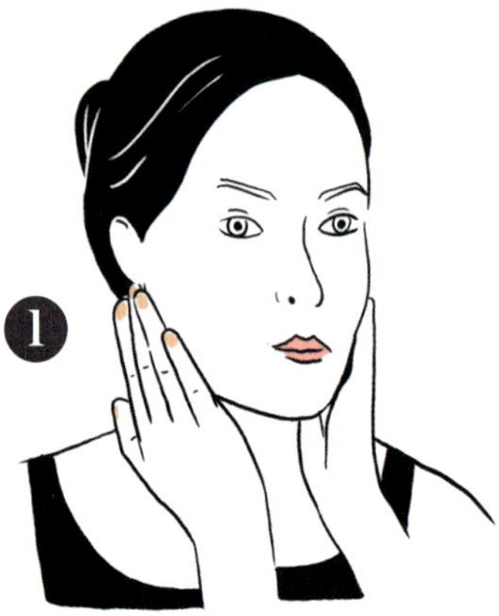

2

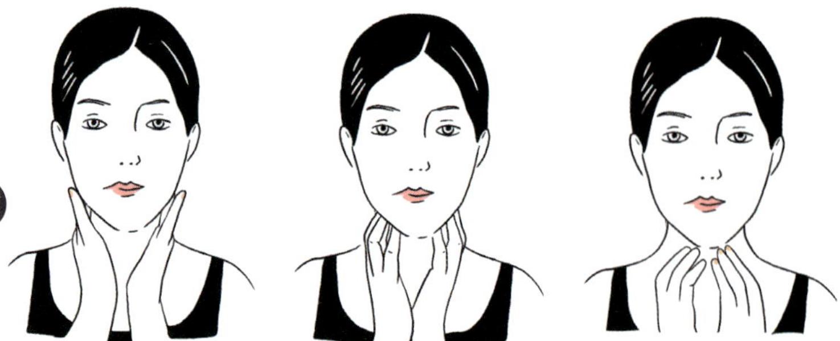

LE POMPAGE

Je vais stimuler les nœuds lymphatiques qui se trouvent sous les oreilles, derrière la mâchoire et au niveau des clavicules. Avec le bout de mes doigts, j'effectue des pompages : c'est-à-dire que j'appuie et je relâche doucement plusieurs fois de suite :

1. 5 fois au niveau du lobe des oreilles

2. 5 fois sous la mâchoire : à l'arrière, au milieu et à l'avant

3. 5 fois au niveau des clavicules

3

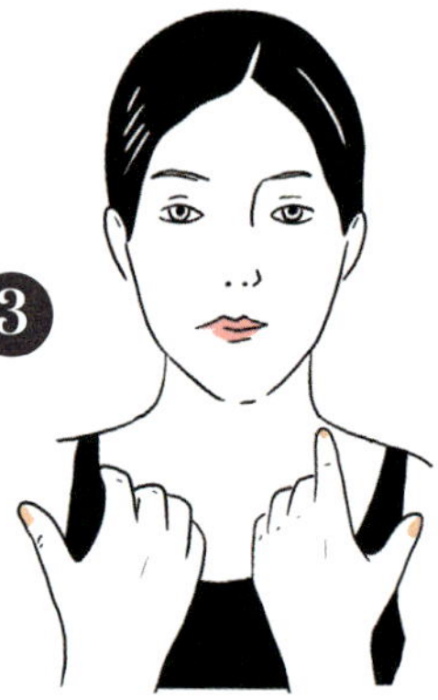

1

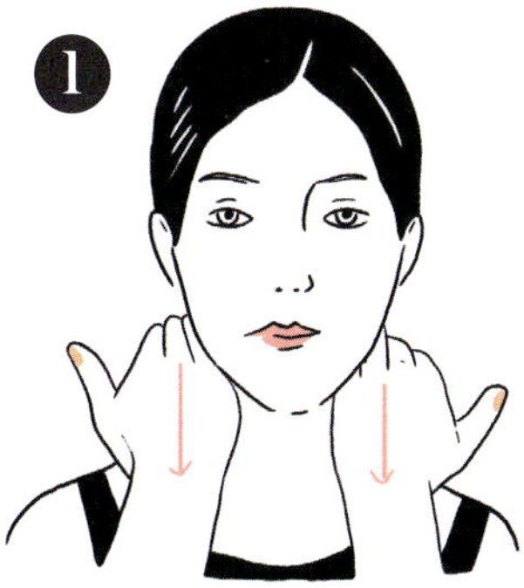

2

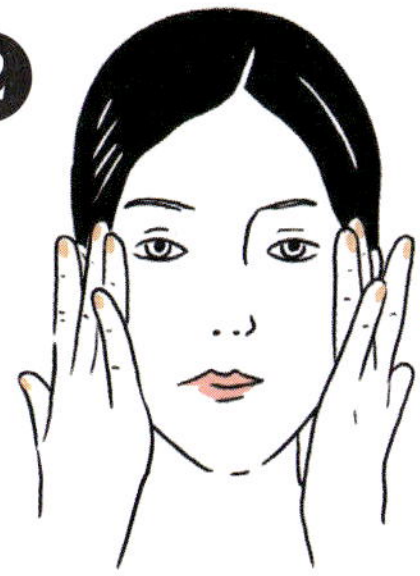

3

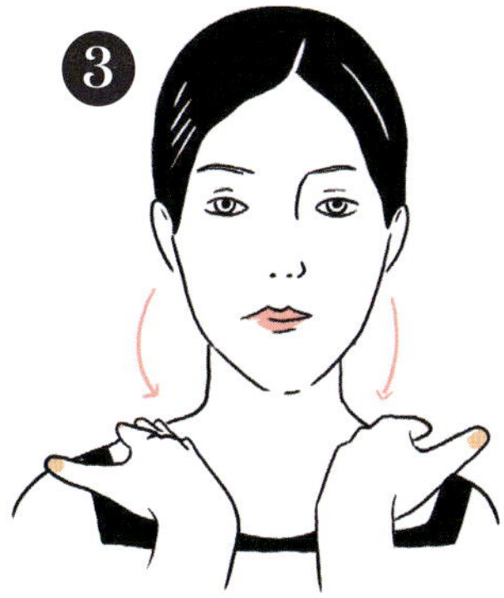

le tip de Delphine

Évitez les démaquillages trop rapides et trop brusques pour ne pas avoir les yeux gonflés le lendemain. *Faites aussi attention aux produits que vous utilisez le soir comme contour des yeux. Ils peuvent vous faire des yeux gonflés le matin suivant s'ils ne vous correspondent pas.*

LE DRAINAGE

1. Je prends le tranchant de mes auriculaires, je vais me placer en haut de mon cou. Je lisse de haut en bas dans un mouvement lent avec une pression légère.

2. Je me remets à effectuer un pompage mais au niveau de mes tempes. Avec le bout de mes doigts, je fais un étirement de la tempe vers l'extérieur. 5 fois.

3. Puis je draine de la tempe jusqu'aux lobes des oreilles puis vers la clavicule.

Si vous avez envie de déglutir, c'est que votre drainage a bien fonctionné !

1

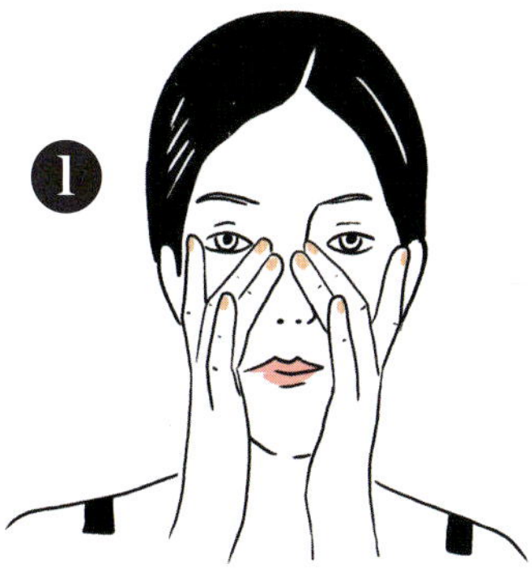

DRAINAGE POCHES

1. Je réalise 5 pompages dans les coins internes de l'œil avec mes majeurs.

2. Je place mes doigts à plat sous mes yeux et j'effectue un quart de rotation de mes mains vers l'extérieur. Je me décale demi-centimètre par demi-centimètre et je fais à chaque fois 5 quarts de rotation pour amener la lymphe vers l'extérieur. La pression est très légère. Je recommence 3 fois tout le mouvement.

3. J'effectue 5 pressions sur le coin interne de l'œil puis je réalise le même mouvement de rotation des doigts juste sous les sourcils. Je me déplace tout le long en appuyant 5 fois à chaque fois.

Puis je recommence mon drainage des tempes. (voir plus haut).

4. Et enfin je lisse des tempes jusqu'aux clavicules trois fois.

2

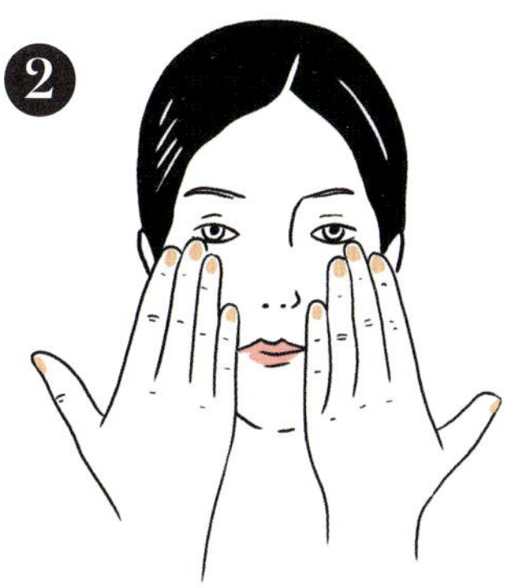

3

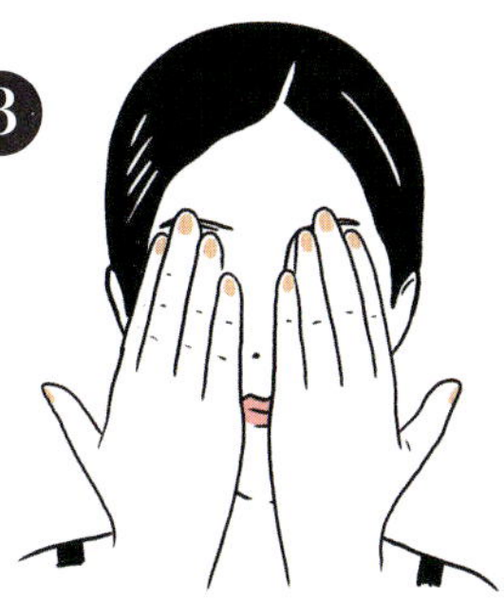

4

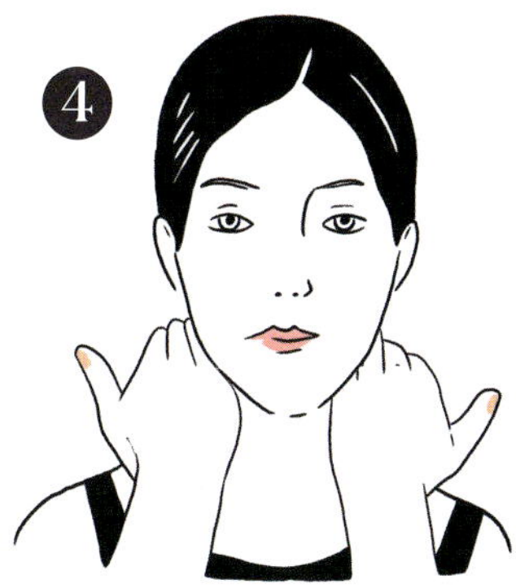

Nuit blanche

Delphine m'a initiée à l'acupression, une technique de médecine chinoise traditionnelle qui stimule le Qi (le flux énergétique) après des nuits de fiesta ou d'insomnies…
Objectif visage détendu et teint plus éclatant !

Comment ça fonctionne ?

Voici les méridiens énergétiques du visage que l'on va travailler grâce à la pression de nos doigts (technique de digitopression). Cela va permettre au Qi de mieux circuler, mais aussi à la lymphe et au sang, et ainsi d'éviter les teints ternes, brouillés et fatigués. La pression s'effectue avec le pouce, l'index ou le majeur pendant 3 secondes. On peut aussi réaliser un petit mouvement circulaire dans le sens des aiguilles d'une montre.

LES POINTS D'ACUPRESSION

3 points à stimuler régulièrement :

1. Le Vaisseau Conception
Tonifie l'ensemble du visage et a un effet décongestionnant.

2. Le Vaisseau Gouverneur (du bas)
Tonifie le visage.

3. Le Vaisseau Gouverneur (sommet du crâne)
Tonifie le visage et relaxe tout le corps.

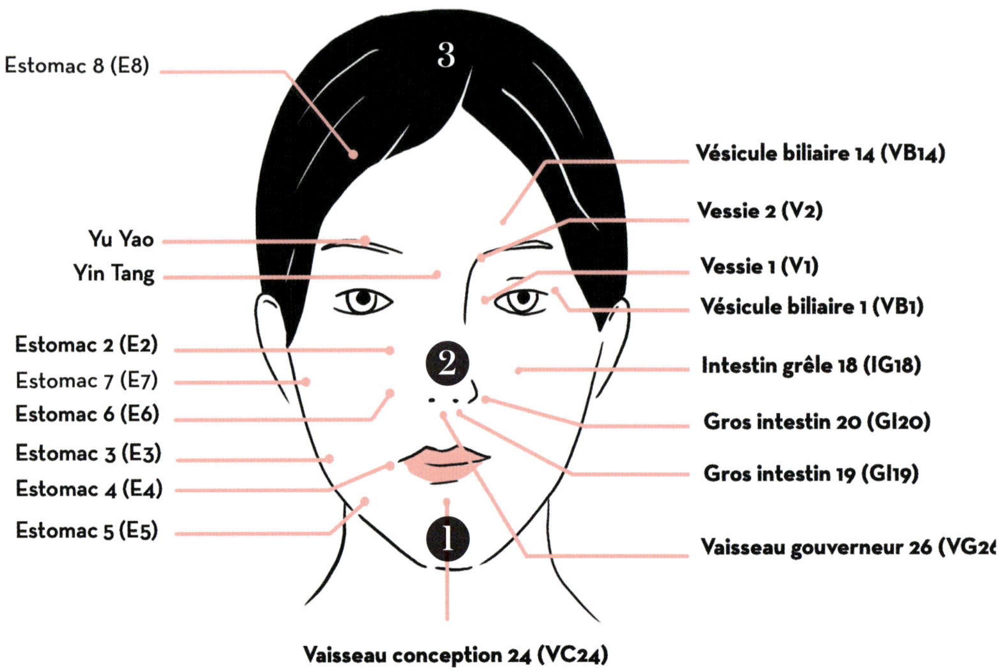

LA ROUTINE D'ACUPRESSION

1. Je pose mes doigts au niveau du centre du regard sur l'ossature (point E2)

2. Je reste dans l'axe et descends mes doigts sous l'ossature de la pommette (point E3)

3. Je descends dans le même axe, au niveau de la commissure des lèvres (point E4)

4. J'arrive sur la mâchoire, je sens un petit trou, c'est ici (point E5)

5. Je remonte à l'angle de la mâchoire, je sens à nouveau un petit trou, j'y suis. (point E6)

6. Je remonte encore au niveau de l'articulation de la mâchoire, en face du milieu de l'oreille. (point E7)

Je termine en stimulant le Vaisseau Gouverneur pendant quelques secondes puis le point du troisième œil entre les sourcils (où il y a un petit creux). J'ai fini !

1
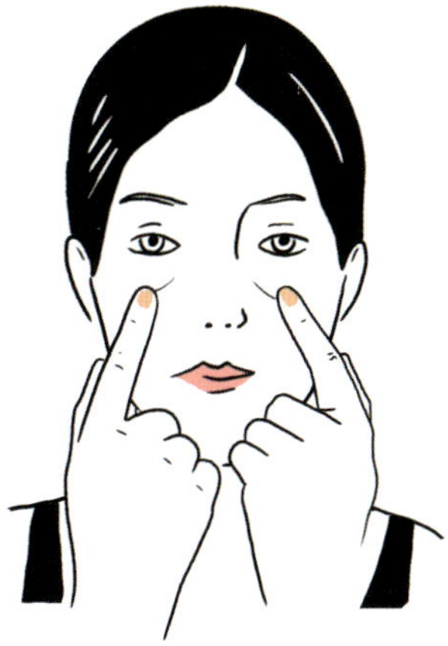

2
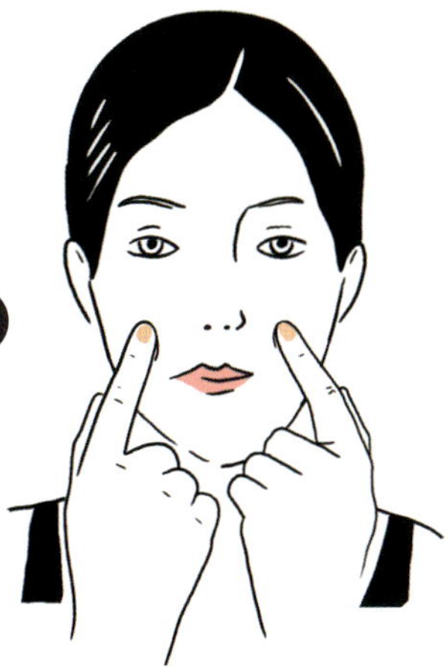

3
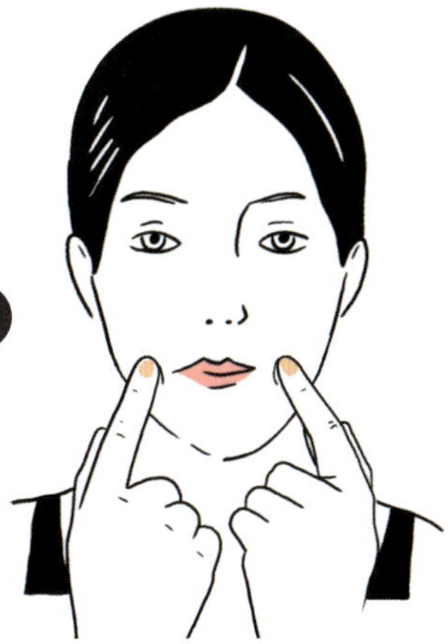

4
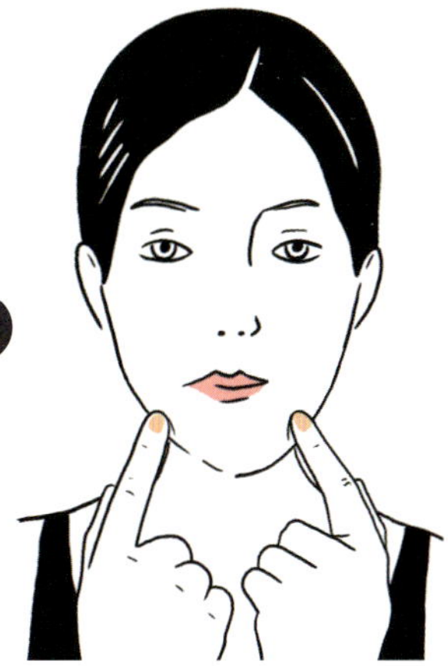

5
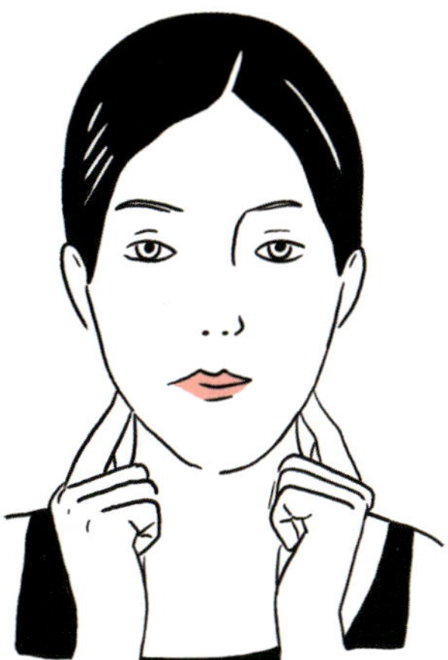

6
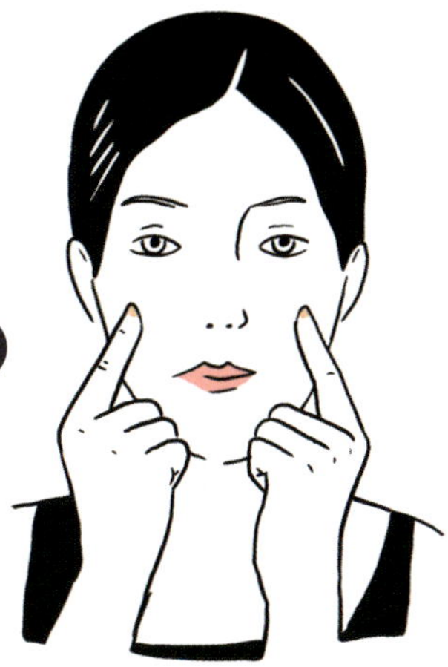

le tip de Delphine

Une routine à faire en mode méditation ou après une séance de yoga.
Idéale en période de grosse fatigue pour retrouver du tonus et donner de l'éclat au teint.

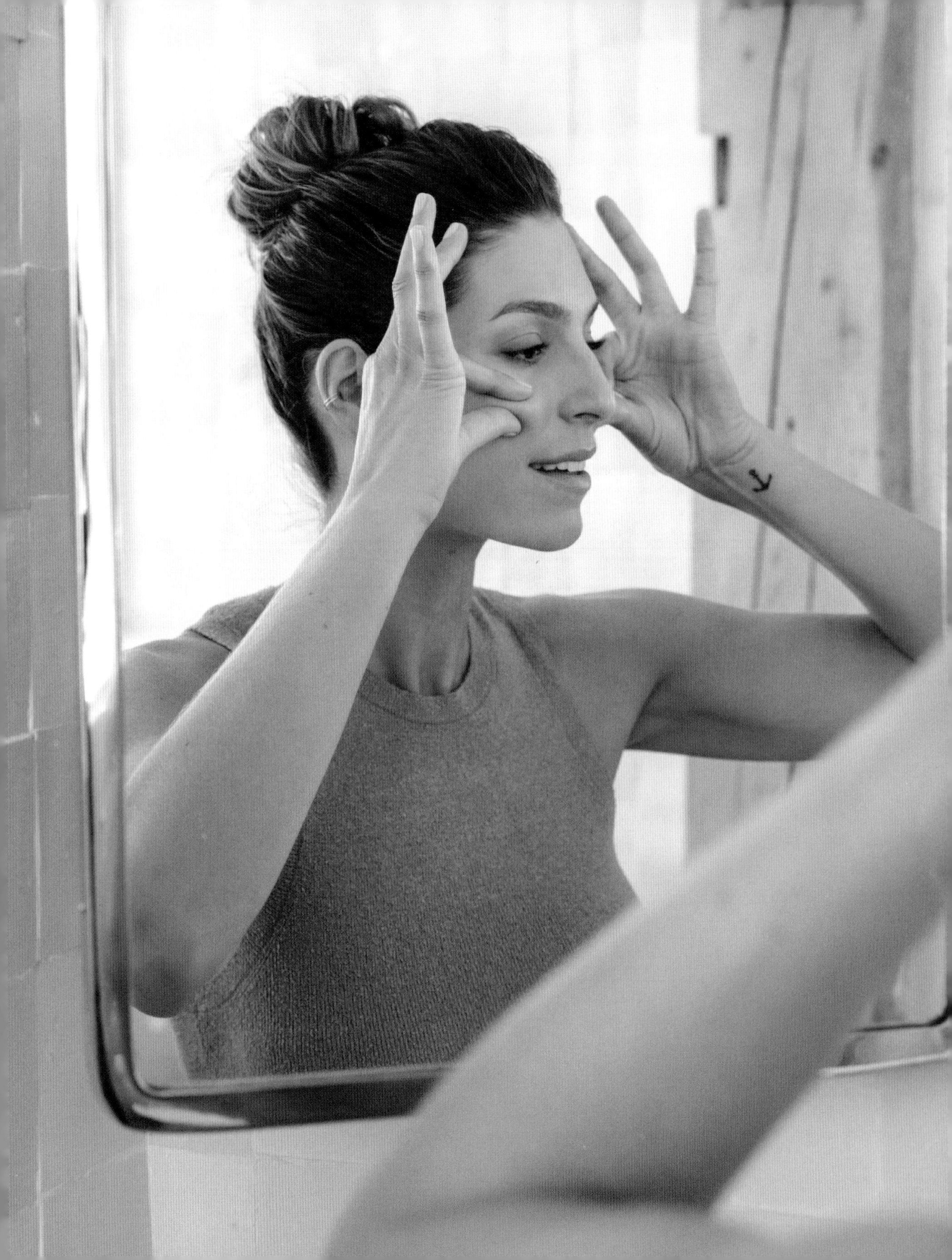

LES
MASSAGES EXPRESS

Trois minutes seulement par jour pour défroisser et illuminer votre visage, ça vous dit ? Parce que nos vies sont à 100 à l'heure et que **nous avons besoin de rituels simples et rapides,** Delphine vous a concocté des routines express sur mesure. Liftante, repulpante, drainante, relax… **Vous n'avez plus qu'à vous laisser guider !**

Coup d'éclat

3 min

Si j'ai grise mine, en particulier l'hiver, j'aime réaliser cet automassage qui réveille instantanément ma peau. Je la sens reprendre vie sous mes doigts et ça me donne la pêche !

LA BONNE HUILE

Les huiles de buriti, de carotte et de grenade : elles donnent immédiatement bonne mine grâce à leur forte concentration en bêtacarotène (d'où leur légère teinte orangée). Elles boostent aussi la mélanine, ce qui vous permettra de bronzer plus vite ! Idéales pour les teints ternes et dévitalisés, je les adore.

L'APPLICATION

Je commence toujours par appliquer mon huile comme détaillé page 23. Cette fois-ci, je suis énergique dans mes gestes, avec des mouvements rapides, en réalisant une pression moyenne à profonde. L'énergie que je vais mettre dans mon automassage va jouer sur les résultats ! Cette technique est aussi parfaite le matin lorsque j'applique mon sérum pour décupler ses bienfaits.

LES EXERCICES

Le but ? Booster la circulation sanguine grâce à des massages rapides et superficiels.

L'afflux sanguin au niveau de la peau va donner un effet bonne mine en quelques minutes et révéler votre glow !

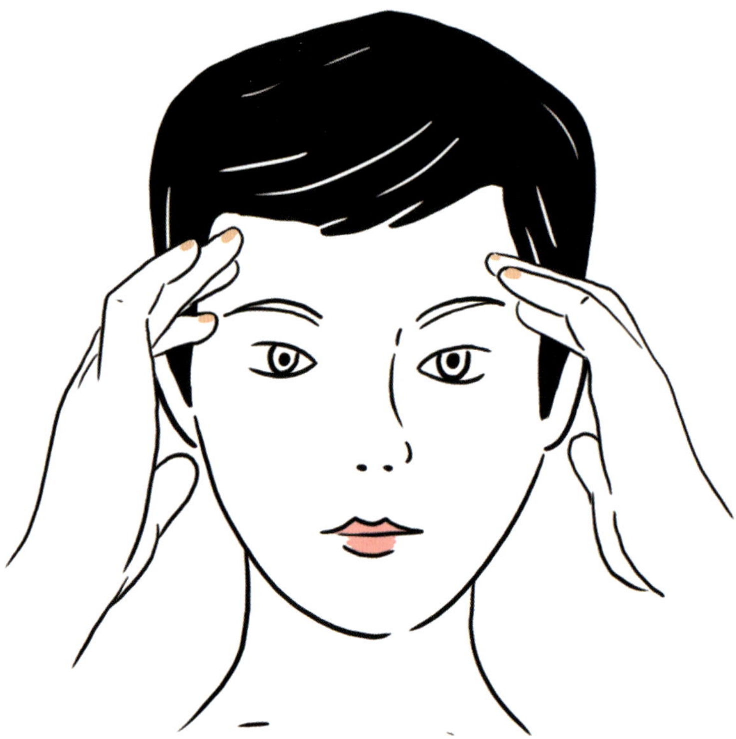

1. Je tapote

Avec la pulpe de mes doigts, je tapote l'ensemble du visage comme on joue sur un piano.

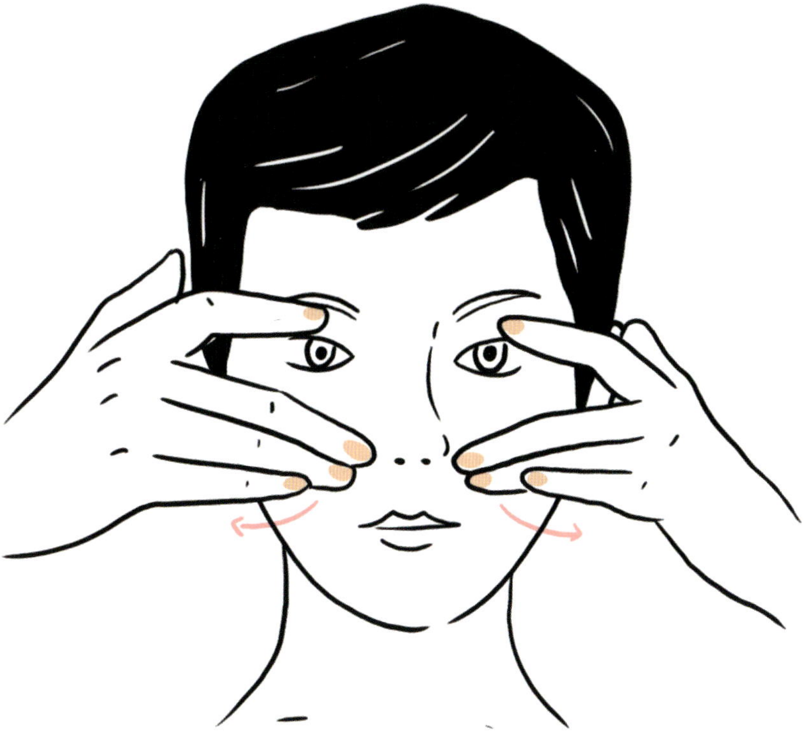

le tip de Delphine

Pour celles qui ont le sillon nasogénien qui commence à marquer, cette technique des castagnettes est très efficace ! *Il faut placer ses doigts dans le sillon et effectuer cette flexion des doigts directement dedans afin de repulper la zone. Partez bien de l'aile du nez jusqu'aux commissures des lèvres et faites des allers-retours.*
Réalisez cette miniroutine 1 min tous les jours et vous verrez vite des résultats !

Pour lutter contre les rides de l'amertume *(les rides des commissures labiales tombantes), effectuez cette gestuelle juste sous les commissures des lèvres afin de détendre ce muscle.*

Idem *pour les sourcils tombants,* *testez cette technique directement sur la tête du sourcil (2/3 extérieur) qui est bluffante pour ouvrir le regard !*

2. Je joue des castagnettes
J'utilise le majeur et l'annulaire pour ce massage. Je les plie (jusqu'à toucher ma paume) et les tends dans un mouvement d'aller-retour en tapotant la peau. Je me promène ainsi sur l'ensemble de mon visage.

Les mouvements sont vifs et superficiels, ils réveillent la circulation sanguine.

« Ce massage tonique va immédiatement vous donner de l'énergie grâce à ces gestes rapides qui activent la circulation. J'aime le réaliser car il donne non seulement à ma peau un coup de boost mais aussi à mon moral ! »

Visage repulpé

3 min

Lorsque je sens mon visage creusé ou fatigué, je consacre trois minutes à cet automassage pour lui redonner un peu de volume. Effet galbant immédiat !

LA BONNE HUILE

L'huile d'argan, très nourrissante et anti-oxydante. L'huile d'onagre pour son action antiride J'applique sur la peau comme précisé page 23.

C'est parti !

Je réalise des petits pincements secs, appuyés et vifs d'un demi-centimètre afin d'attraper la peau et le muscle en même temps. Je fais bien attention de ne pas tirer en direction de l'extérieur du visage car cela pourrait provoquer une perte de tonicité de la peau.

LES PINCEMENTS

Je pince en suivant ces trois trajectoires :

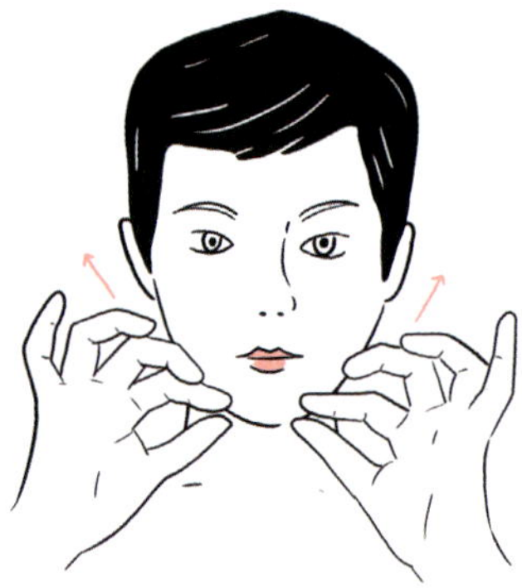

1. Je pars du menton, je suis l'ovale du visage c'est-à-dire l'os de la mandibule jusqu'aux lobes des oreilles.

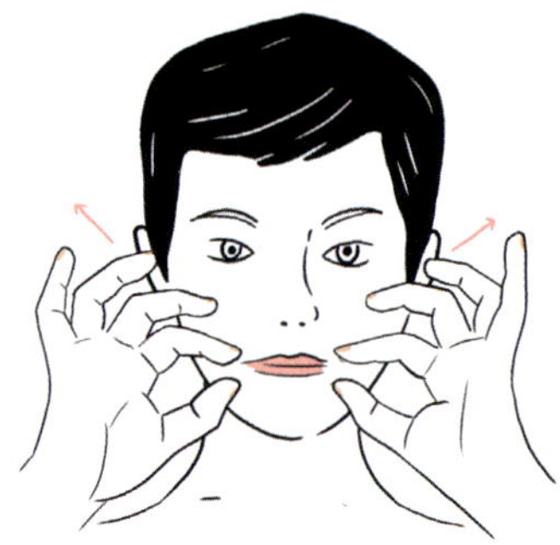

2. Je pars des coins des lèvres, je passe par le milieu des joues, et je termine au milieu des oreilles.

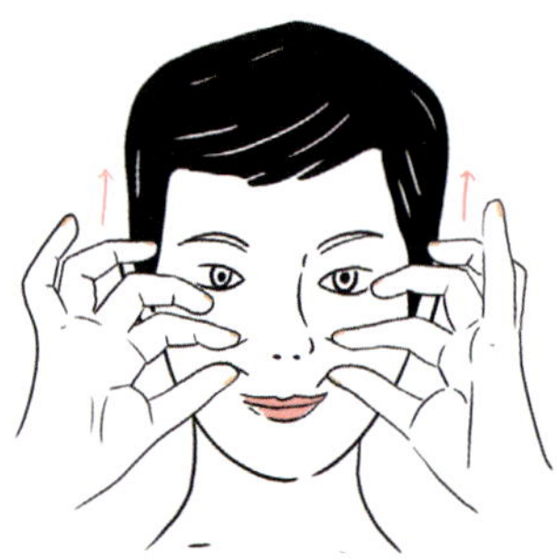

3. Je démarre de l'aile du nez, je suis sur ma pommette pour aller jusqu'au haut des oreilles.

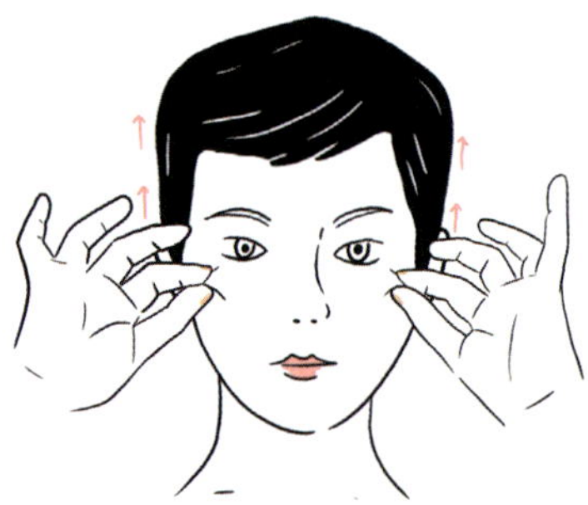

4. Au niveau des pattes d'oies, je pince en suivant trois lignes du coin interne de l'œil jusqu'à la racine des cheveux, vers le bas, au milieu, vers le haut. Je continue à pincer le long des sourcils.

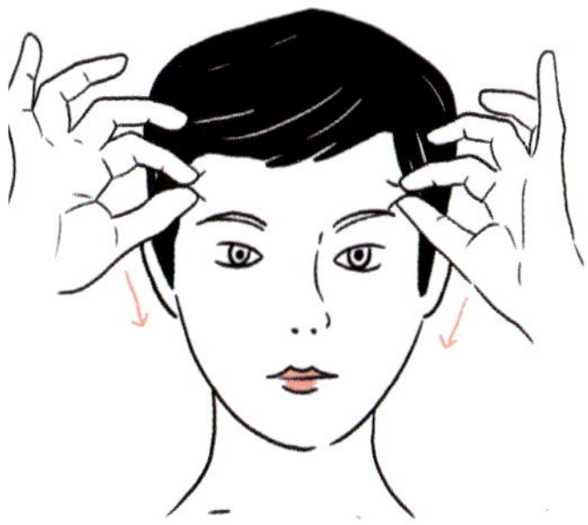

5. Je pars du front, de l'intérieur vers l'extérieur et je redescends le long de la racine des cheveux.

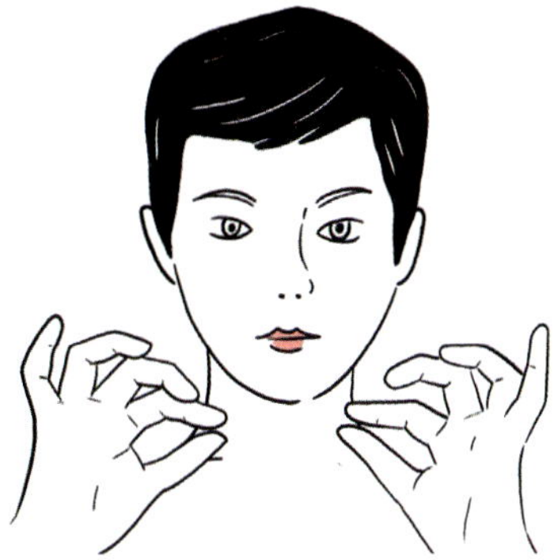

6. Je continue le long du cou : du haut du cou vers le bas et du bas vers le haut.

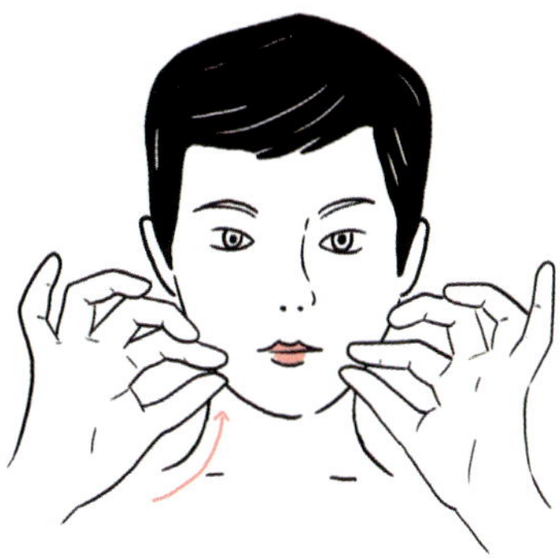

7. Pour finir, je me place en haut du cou, au niveau du lobe des oreilles et je pince jusqu'au menton. Puis je recommence !

« ***À chaque fois que je réalise le massage repulpant,*** mes amis me demandent ce que j'ai fait à mon visage qui a l'air si radieux ! Vous n'allez pas passer inaperçue... »

le tip de Delphine

N'utilisez pas trop de produit pour ce massage *car cela rendrait difficile le pincement des muscles et de la peau (vos doigts glisseraient trop). De mon côté, je le fais avec mon sérum (la texture gel est idéale !) juste avant de mettre ma crème de jour. Mais si votre peau n'est pas trop sensible, vous pouvez vous passer de produit.*

L'OPTION PUSH UP POMMETTES

Pour avoir les pommettes bien rebondies !

→ Je commence par un côté du visage.
Le bon geste : je pince la pommette entre le pouce et la deuxième phalange de l'index. Le pouce doit être dans le creux de la joue et l'index bien sur la pommette afin de créer un pli entre ces deux doigts. Je presse la pommette dans un mouvement qui monte vers le haut. Cela va la lifter et lui redonner du volume ! Puis je décale mes doigts et je continue de presser jusqu'aux tempes.
→ Si vous êtes une experte, faites les deux pommettes en même temps !

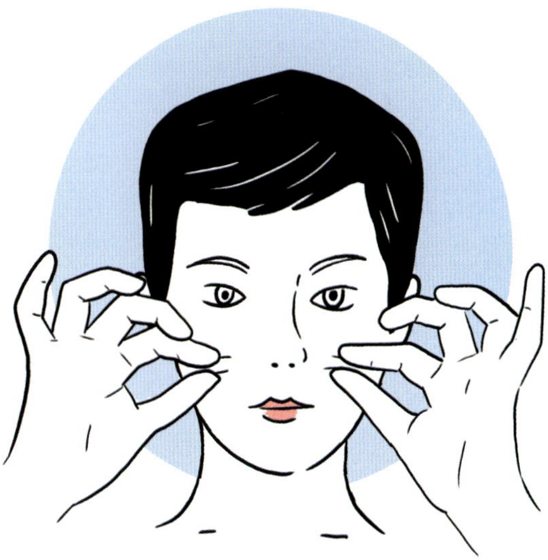

Lifting

3 min

Eh oui le lifting naturel sans passer par la case chirurgie, ça existe ! Grâce à des techniques précises pour tonifier les muscles et la peau, le visage se décrispe et se galbe comme par magie !

LA BONNE HUILE

L'huile de rosier muscat : appelée aussi le « collagène végétal » riche en oméga-3 et oméga-6 et en acides gras essentiels apporte hydratation, souplesse et élasticité à la peau.

L'huile de bourrache : elle prévient le vieillissement de la peau, c'est une excellente huile antiâge qui répare et régénère les tissus.

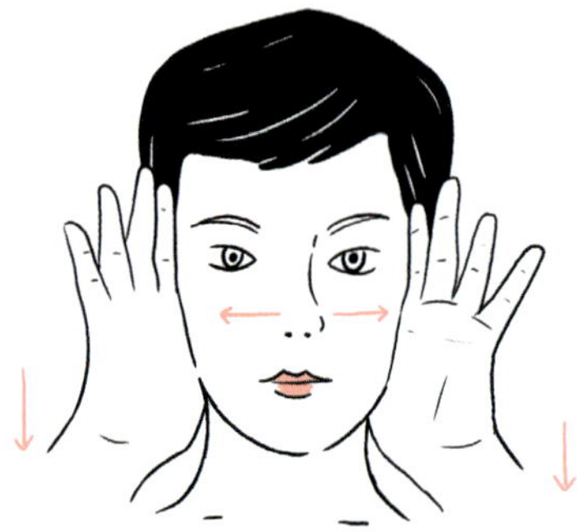

LE LISSAGE

J'applique d'abord mon huile sur ma peau (voir méthode page 23). Je place mes mains dans le sillon nasogénien et je réalise un lissage trèèès lent et trèèès profond en partant du centre de mon visage jusqu'à son extrémité où je maintiens les tissus pendant 2 secondes avant de relâcher. Puis je reviens avec des mouvements légers de mes mains le long de mon menton.

Et je recommence ! Je me sens déjà en pleine relaxation.

L'EXERCICE

Massage type Kobido

Ce massage liftant, inspiré du massage ancestral japonais du visage Kobido, est basé sur la technique du battage en éventail que je vais réaliser sur différentes zones de mon visage. (Celles qui me semblent les moins toniques !)

En quoi ça consiste ? Je dois travailler avec le majeur et l'annulaire de chacune de mes mains en liftant les tissus vers le haut d'un geste rapide. J'alterne les mouvements de battages de la main droite puis de la main gauche. Les poignets et les doigts doivent être souples (grâce à mes cours de yoga AuTop !) et mes gestes profonds pour bien tonifier mes muscles. C'est parti !

Je commence par un seul côté un côté de mon visage et je me consacre à des zones ciblées.

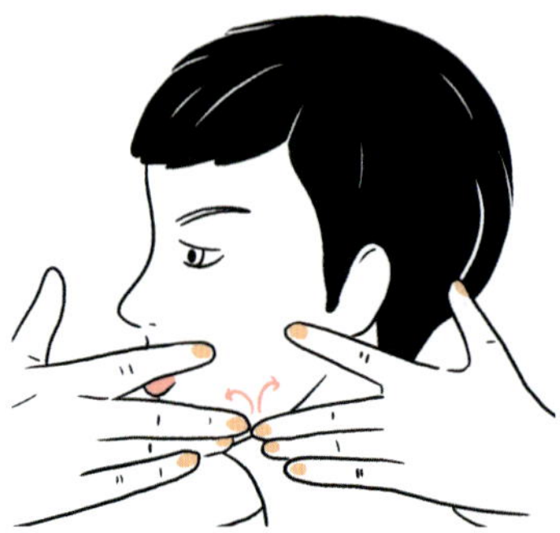

1. L'ovale du visage
Je démarre au niveau de mon menton, puis je travaille tout le long de ma mâchoire jusqu'à mon oreille, pour enfin revenir au menton.
La pression est profonde pour bien lifter la peau et les muscles et prévenir le relâchement au niveau de l'ovale.

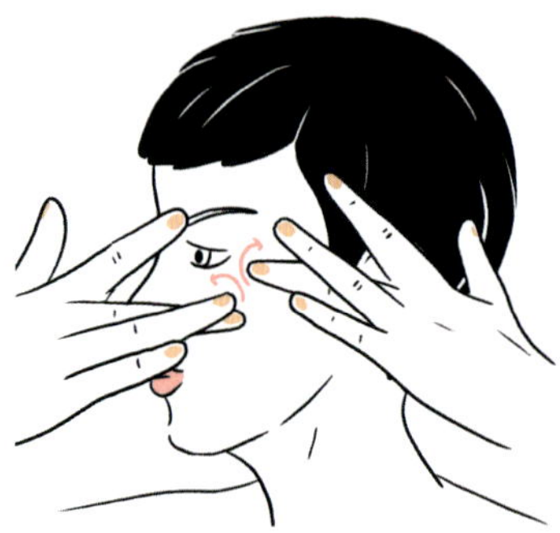

2. La pommette
Je réalise la technique de battages en éventails alternés mais uniquement avec le majeur au niveau de ma pommette. J'utilise mon doigt tout entier que je place de manière horizontale par rapport à la pommette.

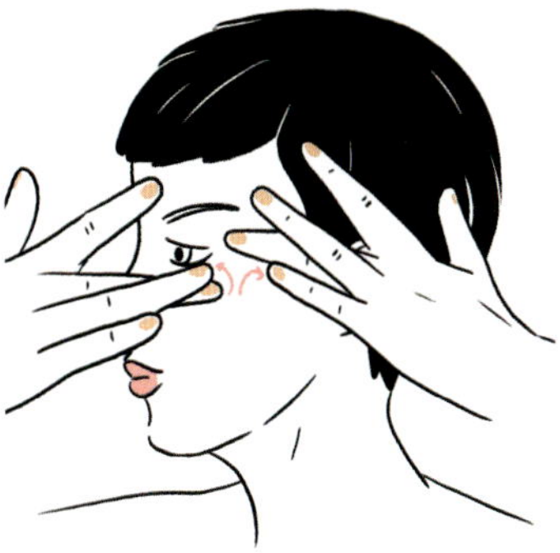

3. La tempe
Je réalise les mouvements de battages au niveau de mes tempes pour attaquer les pattes d'oies ! J'utilise la première phalange du majeur et j'alterne main droite / main gauche.

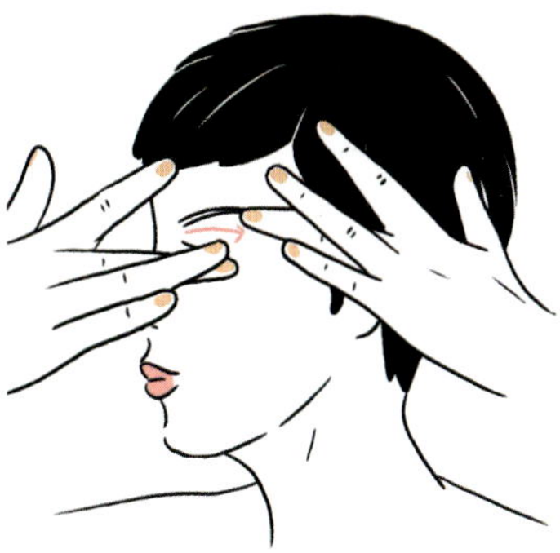

4. La queue du sourcil
Maintenant je réalise le geste au niveau de la queue de mon sourcil pour lifter mes traits et ouvrir le regard, toujours avec le majeur.

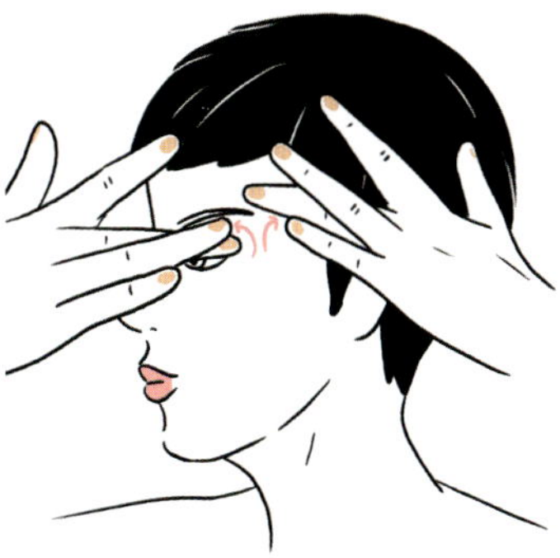

5. Le sourcil
Je continue les mouvements de battages sur l'ensemble du sourcil et je reviens vers la queue du sourcil.

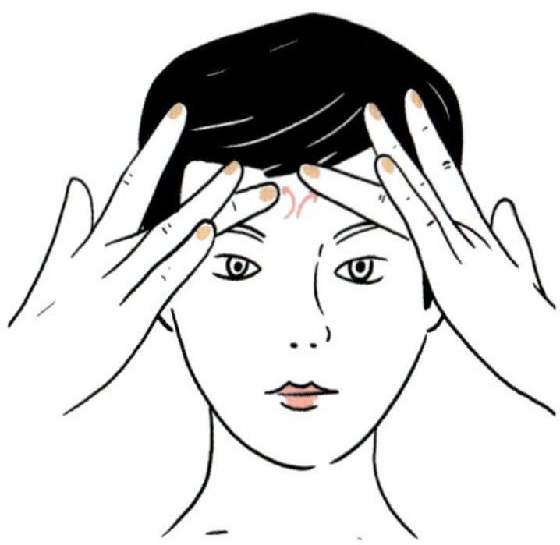

6. Le front
Je passe au front, en écrasant bien mes mouvements de battages. Je balaie mon front avec ces éventails alternés main gauche main droite avec les majeurs et les annulaires.

Je recommence les exercices précédents sur l'autre côté du visage. Si cela est plus facile pour vous, utilisez les majeurs et les index !

LE KOBIDO, QUESAKO ?

En japonais, « Kobido » signifie « voie traditionnelle de la beauté » ! Ce soin, apparu au xve siècle, était exclusivement réservé aux impératrices et aux geishas et avait pour but de libérer les muscles du visage de toute tension.
Une fois par mois, je vous conseille d'aller le faire chez une facialiste experte en cet art ancestral comme Delphine Langlois chez qui je vais.

le tip de Delphine

Pour aller plus loin, *ajoutez des techniques de massages antirides zone par zone comme détaillé dans la partie Antirides pages 26 à 43.*

« Avec cette méthode de rajeunissement cutané, vous gardez votre beauté originelle ! Finis les fronts figés et les liftings ultratendus, l'air est à la slow beauty et c'est tellement plus charmant ! »

Bien dormir

3 min

Ce massage coup de cœur agit sur moi comme une jolie berceuse ! Bien au chaud sous ma couette, j'adore le réaliser avec soin et me sentir partir au pays des rêves...

LA BONNE HUILE

L'huile de néroli pour calmer le stress, l'anxiété et les troubles du sommeil

L'huile de fragonia pour réguler le rythme circadien et favoriser une nuit calme

L'EXERCICE

Je pratique ce massage allongée dans mon lit. Tous ces mouvements sont réalisés avec l'éminence thénar de mes mains, c'est-à-dire la partie charnue de la paume qui se trouve dans le prolongement des pouces.

Mes gestes sont plutôt lents et avec une pression profonde de manière à bien me relaxer.

le tip de Delphine

Le massage relax est idéal dans le bain *car la peau y est plus réceptive grâce à la chaleur.* ***Faites un gommage avant*** *puis massez-vous le visage avec une huile ou bien laissez* ***poser un masque*** *puis au moment de le retirer massez-le avec cette routine, en humidifiant un peu avec de l'eau. Divin...*

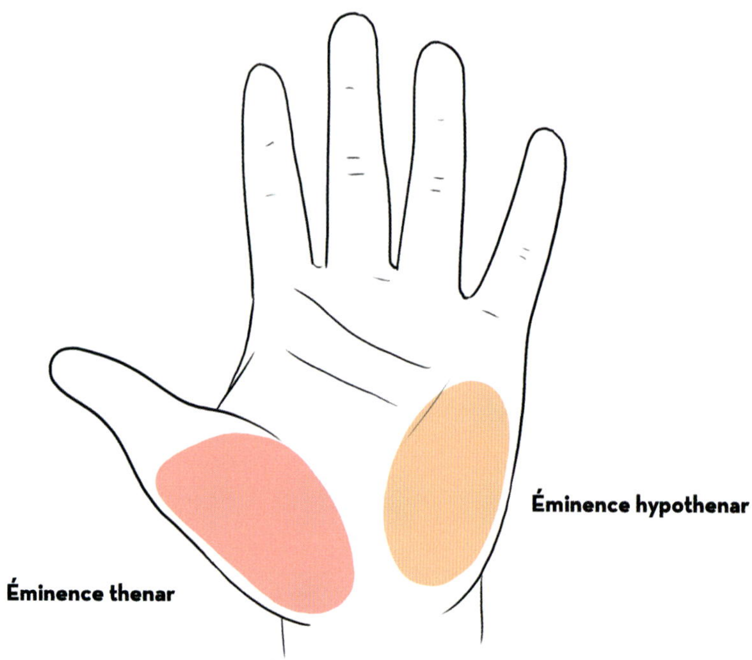

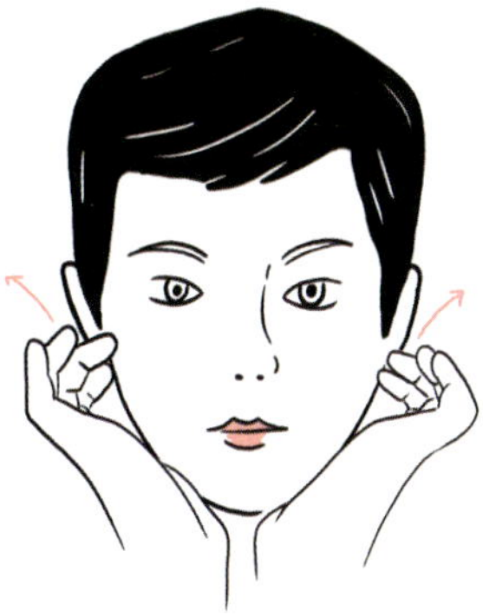

1. L'ovale du visage X5
Je place mes mains en V au niveau du menton, l'éminence thénar touche le bas de mon visage. Je lisse doucement du menton jusqu'aux lobes de mes oreilles et je maintiens 5s la pression au niveau du lobe. Je réalise 5 fois le mouvement.

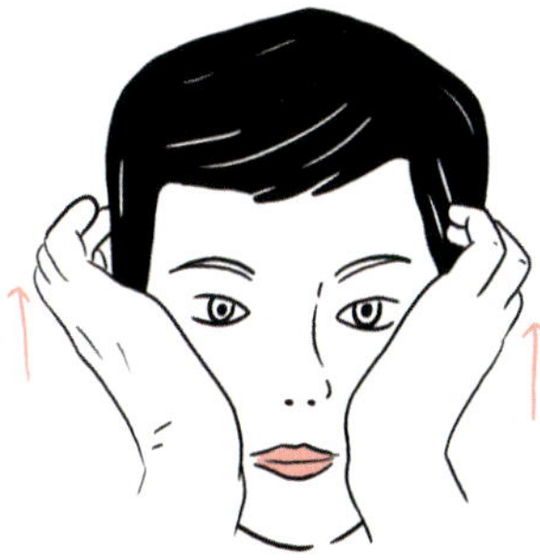

2. Les pommettes X5
Maintenant, je place l'éminence thénar sous chacune de mes pommettes et je glisse de mes pommettes jusqu'aux tempes où je maintiens la pression pendant 5s. Mon geste contourne la pommette afin de bien la dessiner.

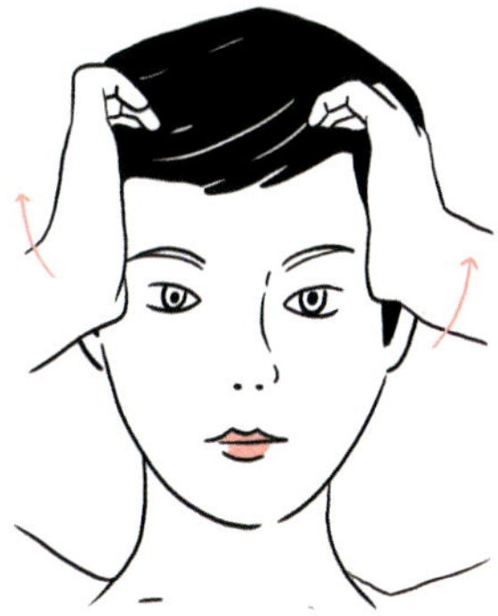

3. Les tempes X5
Je positionne l'éminence thénar sous mon œil, au niveau de l'os orbital et je masse jusqu'aux tempes, toujours dans un mouvement doux mais appuyé. Toujours au niveau des temps, j'effectue des petits mouvements circulaires pendant 5s.

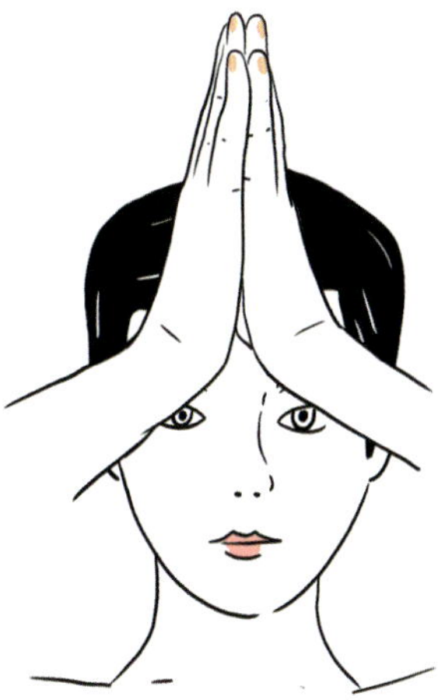

4. Les sourcils X5
Après avoir placé mes mains en prières au milieu de mes sourcils, je lisse du coin interne de mon sourcil jusqu'au coin externe. Sentez comme votre visage se défroisse !

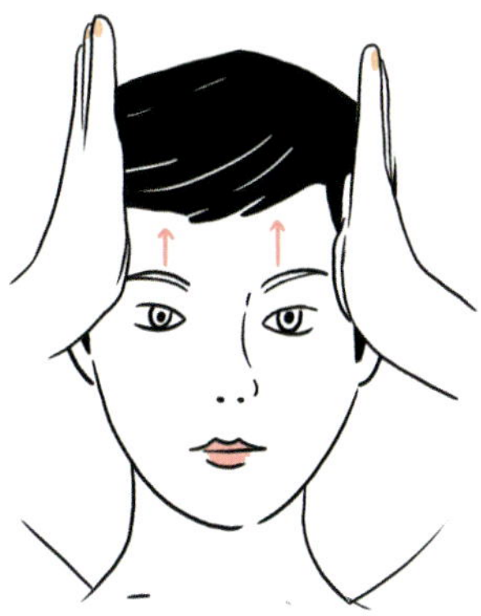

Puis je place mes mains au-dessus de mes sourcils et je lisse jusqu'à la naissance de mon cuir chevelu. Cette gestuelle fait un bien fou !

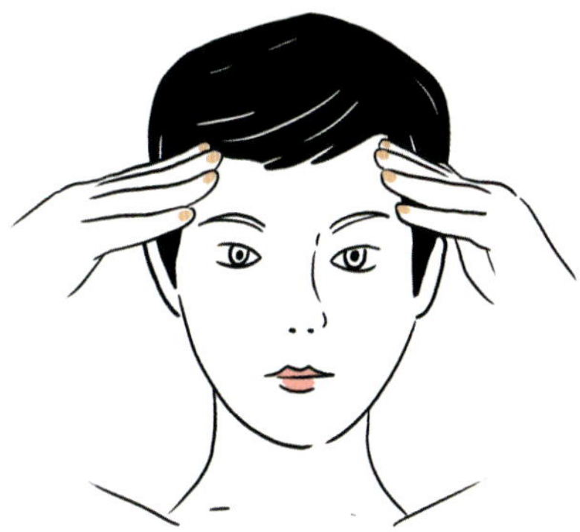

5. Le front X5
Je place à nouveau mes mains en prière, mais au centre de mon front puis je lisse de l'intérieur vers l'extérieur.

« Ce sont tous mes soucis de la journée qui s'envole avec ce massage ! ***Une vraie purification à faire avec une ambiance tamisée et quelques bougies...*** »

Drainage visage

3 min

Le drainage lymphatique facial n'est pas très connu contrairement à celui du corps qui est réalisé pour son effet amincissant. Pourtant c'est un massage très puissant ! Traits moins gonflés, moins fatigués, diminution des imperfections, des rougeurs… Il calme les épidermes sensibles, stressés ou ayant subi quelques excès.

Comment ça fonctionne ?

Cette fois-ci nous n'allons pas travailler au niveau des muscles mais du réseau lymphatique.
La lymphe est un liquide transparent qui circule dans des petits capillaires. Son rôle ? Nettoyer l'organisme, les déchets cellulaires, les toxines, les graisses… Les ganglions lymphatiques sont en fait de véritables stations d'épuration ! Le visage comporte un quart des ganglions lymphatiques de l'organisme, d'où l'importance de se drainer le visage. Allez zou !

Le toucher doit être très léger, doux et avec un rythme lent car la lymphe se trouve à la surface de la peau. Attention, un massage trop fort va annuler tous les effets ! Keep calm and draine.

LE POMPAGE

Je réalise d'abord le même pompage des nœuds lymphatiques que pour le massage des poches page 56. (Il est bon aussi de le faire tous les matins au réveil pour dégonfler le visage car la lymphe aura stagné toute la nuit)

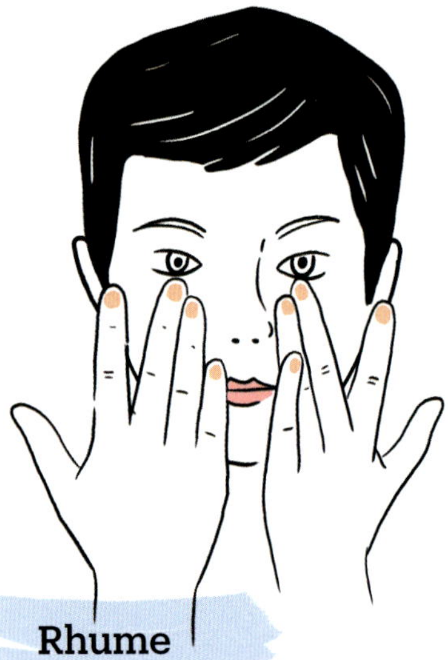

Rhume

Lorsque vous avez les sinus bien pris en cas de rhume par exemple, pensez à drainer votre visage avec les mains bien à plat au niveau des ailes du nez sous les yeux. Vivifiant !

LE DRAINAGE X10

Le cou
Avec le tranchant de mes auriculaires et mes mains à l'horizontale, je me place en haut de mon cou. Je lisse de haut en bas dans un mouvement lent avec une pression légère.

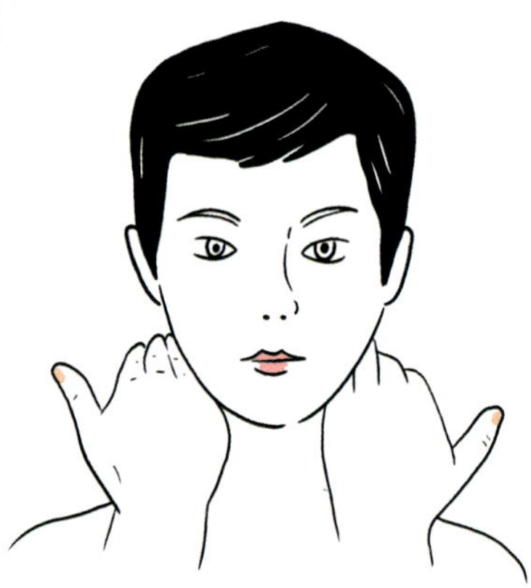

Le front

J'effectue la même gestuelle (quarts de rotation) mais avec toute la longueur de mes doigts. Puis je racle mon front trois fois avec les tranches de mes mains et je draine jusqu'aux clavicules.

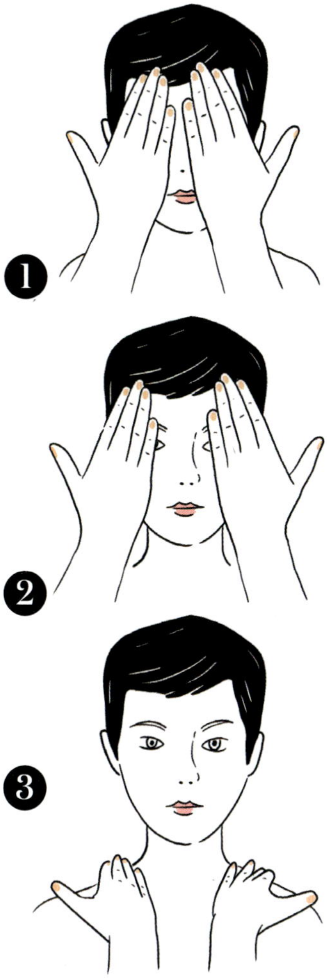

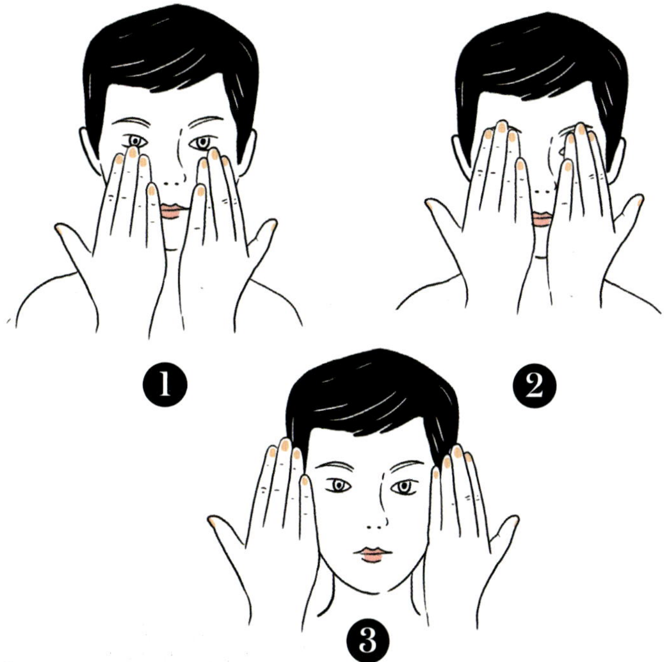

Les yeux

Je place mes doigts à plat sous mes yeux et j'effectue un quart de rotation de mes mains vers l'extérieur. Je me décale demi-centimètre par demi-centimètre et je fais à chaque fois 5 quarts de rotation pour amener la lymphe vers l'extérieur. La pression est très légère.

Je recommence 3 fois tout le mouvement. (1)

Puis je réalise la même chose au niveau de la paupière supérieure. (2)

Et enfin je vais mettre mes mains perpendiculaires à mon visage et drainer toute la patte d'oie jusqu'aux tempes, en descendant aux clavicules. (3)

ROLL-ON

Pour gagner du temps et faire un drainage le matin, je vous conseille de vous procurer deux roll-on (ou deux mushrooms) et de réaliser ces gestuelles avec. Voici les chemins à réaliser ci-dessous avec des outils chauffés sous l'eau chaude c'est encore mieux !

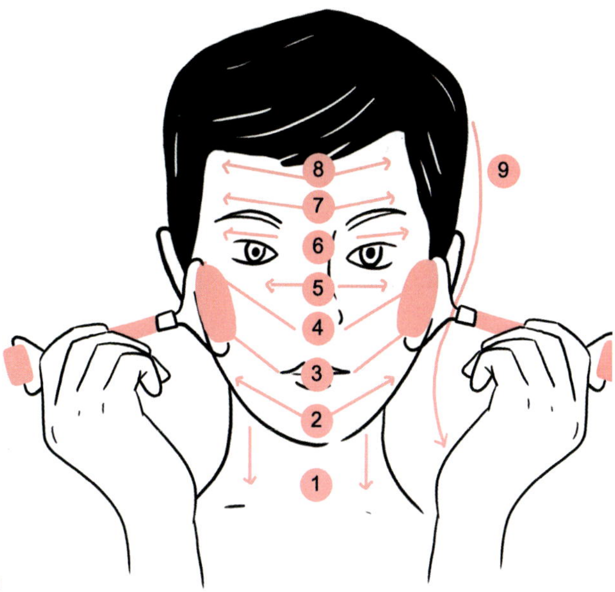

Relax visage

3 min

Pour se faire du bien, relancer ses énergies, atténuer des maux de tête ou simplement se détendre, ce massage est tout simplement unique. L'essayer c'est l'adopter ! Sur son canap', au bureau, allongée sur un transat…

Comment ça fonctionne ?

Un visage vieillit plus vite chez quelqu'un qui a vécu beaucoup de stress dans sa vie. Le visage se referme sur lui-même, se crispe et se ternit. Il est donc essentiel de détendre ses traits avec des techniques lentes et douces pour ralentir les effets du temps !

Pratique

Ce massage se fait sans huile !

le tip de Delphine

***Déposez quelques gouttes d'huiles essentielles de ciste, d'encens ou d'eucalyptus citronné sur vos poignets** et respirez-les pour vous relaxer tout au long du massage. Profitez-en pour prendre de longues et profondes respirations pour vous délasser au maximum.*

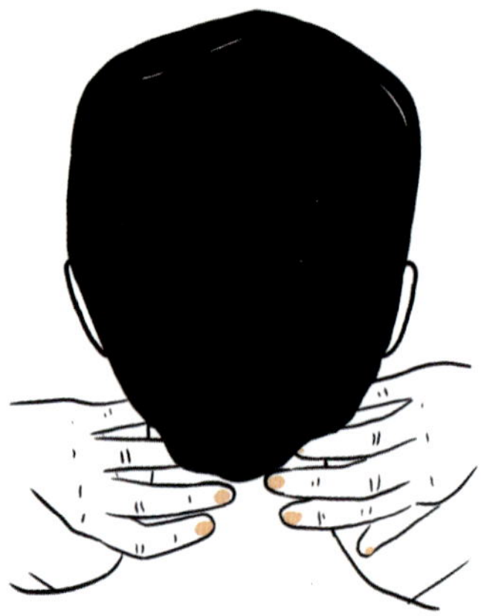

1. La nuque 10 secondes
Je réalise des mouvements circulaires au niveau de la nuque et de l'occiput avec mes deux mains.

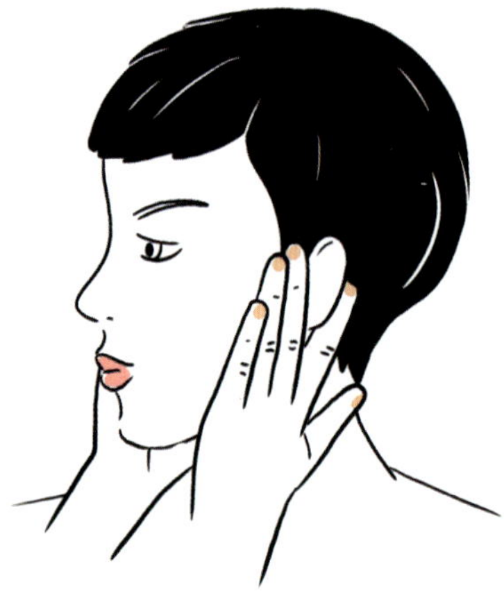

2. Les oreilles 10 secondes
Avec mes index et majeurs, j'encadre mes oreilles et je fais des lissages dans un mouvement de va-et-vient. La pression est profonde. Si vous faites ça bien, vous pouvez même frissonner !

« ***Et si vous instauriez ce rituel relax tous les soirs au même moment ?*** Par exemple, juste avant de dîner pour profiter encore plus ? »

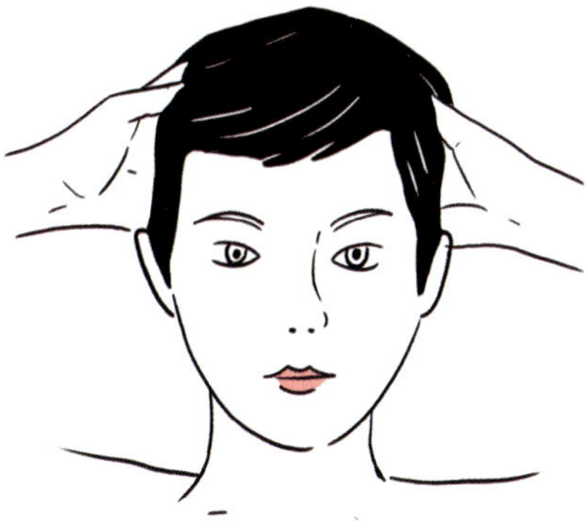

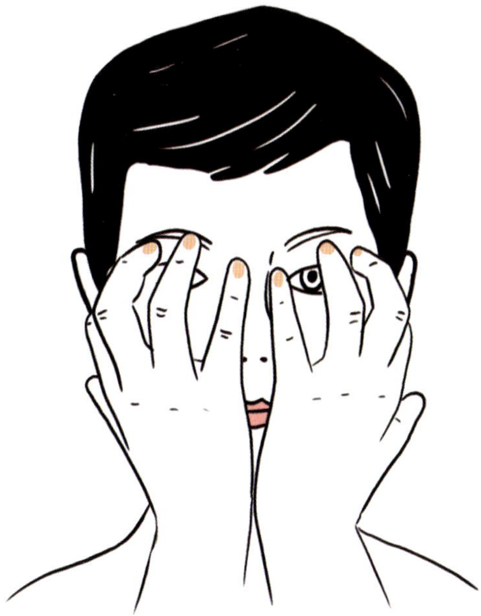

3. Le cuir chevelu 10 secondes

Beaucoup de tensions se logent dans le crâne, plus particulièrement dans l'aponévrose épicrânienne, un muscle plat qui sert de calotte au crâne, qui s'étend du crâne à l'occiput jusqu'aux temporales. (Eh oui j'en ai appris des choses avec Delphine !)

Avec la pulpe de mes doigts, je travaille donc mon cuir chevelu avec des mouvements circulaires. C'est absolument divin, faites-le aussi à vos proches !

4 Le muscle orbiculaire 10 secondes

C'est un muscle qui se contracte beaucoup quand on est devant les écrans, que l'on est contrarié ou que l'on réfléchit !

Je positionne mes doigts, un peu crochetés, sous les sourcils. Je réalise une pression très profonde en remontant jusqu'au crâne. J'ai la sensation que tout mon visage s'ouvre et capte à nouveau la lumière ! Un bien fou !

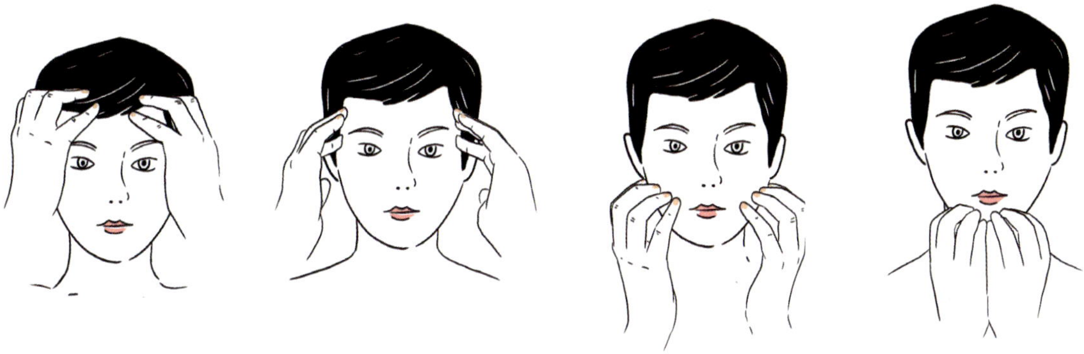

5. L'extérieur du visage 10 secondes

J'effectue des mouvements circulaires avec la pulpe de mes doigts, lents et profonds. D'abord sur le muscle frontal (1), en allant chercher les tensions (là où ça me fait du bien finalement) et en me dirigeant jusqu'à la limite du cuir chevelu.

Puis je me déplace au niveau des tempes (2) et enfin au niveau du muscle masséter (3). Ma bouche doit être ouverte pour que le massage fonctionne.

Je continue sur la zone de la mandibule avec les doigts crochetés, et je finis par le menton (4), toujours en mouvements circulaires.

Rituel matin

3 min

L'épiderme a aussi besoin de son miracle morning ! Comme les étirements que je vous préconise pour votre corps dans ma méthode AuTop, ceux pour la peau du visage sont tout aussi importants !

Je ne me nettoie pas le visage au réveil comme je le fais le soir.

Je trouve que cela fragilise mon épiderme et que cela risque de déséquilibrer la flore microbienne.

Savez-vous que si vous nettoyez trop souvent votre peau vous pouvez la rendre hypersensible, ou grasse à cause de la surstimulation des glandes sébacées ? Alors allez-y mollo avec le gant !

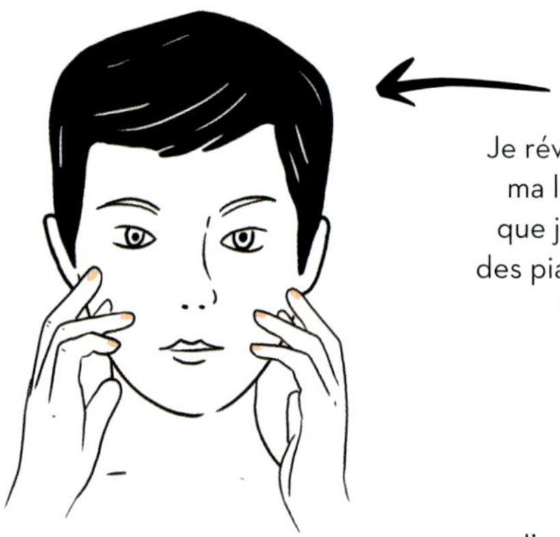

1.

Je réveille ma peau en vaporisant ma lotion florale et hydratante que je fais pénétrer en réalisant des pianotages rapides et toniques avec la pulpe du bout de mes doigts.

2.

J'applique mon sérum. J'aime profiter de ce moment pour effectuer le massage repulpant (voir page 64) ou bien le massage coup d'éclat (voir page 62).

3.

J'applique mon contour des yeux.

4.

J'applique ma crème de jour. Je pense à varier ma texture de crème en fonction des saisons ! L'été, une crème plus fine et légère et l'hiver une texture riche et onctueuse.

5.

J'utilise mon Roll-On en quartz rose pour faire bien pénétrer mon soin, drainer la lymphe et décongestionner mon visage. Un véritable effet fraîcheur tonifiant et vivifiant ! (voir technique page 71)

6.

J'applique un écran solaire pour protéger ma peau des UVA et UVB (même par temps gris).

7.

Je me maquille légèrement juste pour me donner une mine fraîche et naturelle. J'aime les poudres minérales légères qui intègrent une protection solaire et qui ont un effet matifiant.

8.

Enfin, je vaporise une lotion pour fixer mon maquillage pour la journée tout en réhydratant ma peau une dernière fois. Je réalise plusieurs fois par jour ce geste pour hydrater ma peau autant de fois que nécessaire.

le tip de Delphine

Si la nuit a été courte, *déposez vos mushrooms sur vos yeux et faites des mouvements circulaires avant même de vous lever pour dégonfler votre visage. (voir page 90)*

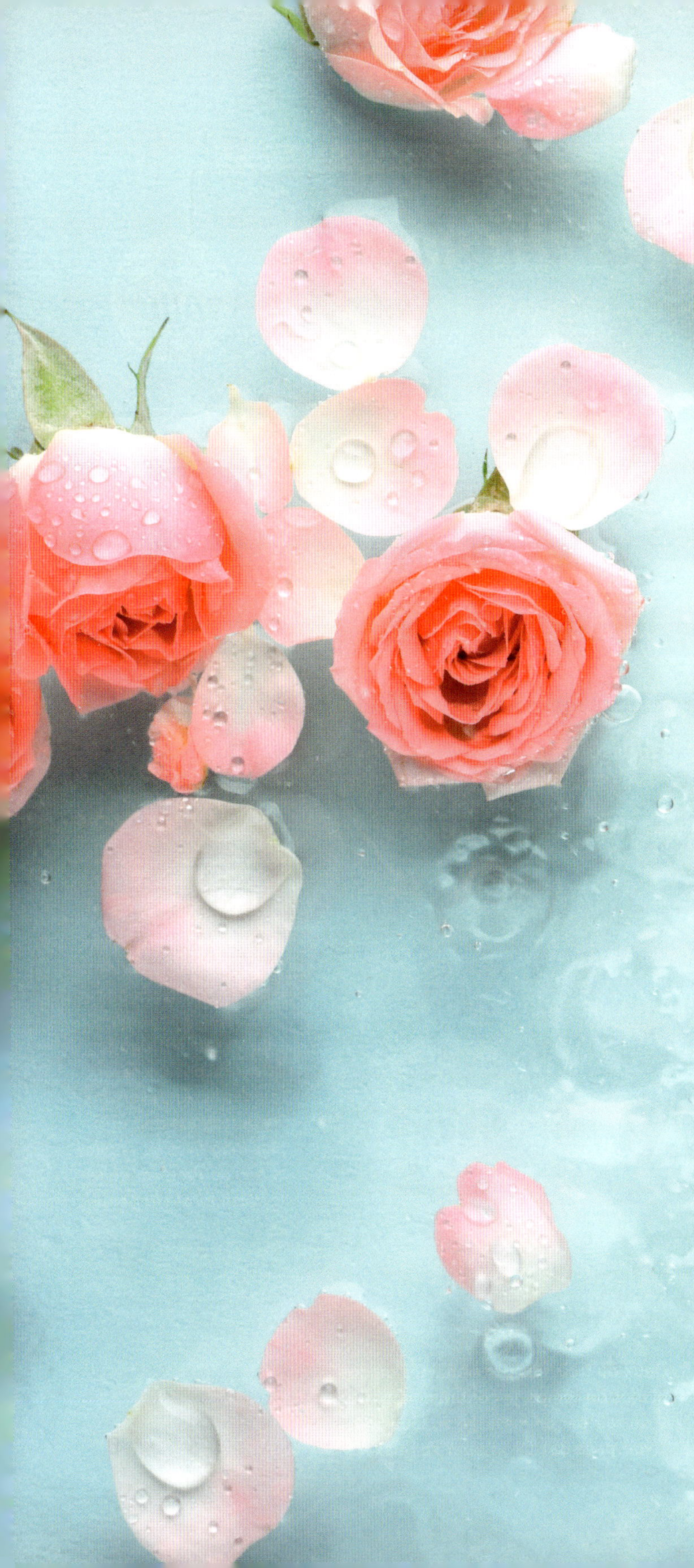

CRÉEZ VOTRE EAU FLORALE

Choisissez d'abord votre plante préférée !
Les roses de Damas : antirides et apaisantes
Le bleuet : décongestionnant pour les yeux
Le laurier ou le thym : tonifiant et purifiant

1. Prenez des plantes bio pour bénéficier de toutes les vertus.

2. Placez les plantes dans une casserole et recouvrez d'1 litre d'eau filtrée.

3. Déposez un panier vapeur sur la casserole avec à l'intérieur une petite assiette qui va servir à récupérer l'hydrolat.

4. Fermez le panier avec son couvercle et déposez un pain de glace sur celui-ci afin que les gouttelettes retombent dans la petite assiette.

5. Laissez infuser à feux doux pendant 20 min. C'est prêt !

6. Versez dans un flacon plutôt teinté pour protéger votre eau florale des rayons du soleil.

Rituel du soir

3 min

Cette routine que Delphine m'a préparée va réparer ma peau des agressions extérieures, la détoxifier et la nourrir en profondeur.

J'opte toujours pour un double nettoyage pour bien préparer ma peau.

DOUBLE NETTOYAGE

1.

Avec une huile ou un baume démaquillant, je commence par me démaquiller. Mes gestes sont lents et profonds et mes mains enveloppantes, ce qui permet de relaxer mon visage.

Attention l'eau micellaire perturbe la flore microbienne et sensibilise l'épiderme qui peut devenir plus sec au fil des utilisations.

Puis avec un gel ou une émulsion nettoyante, je réalise un second passage. Mes gestes sont maintenant plus rapides et légers, j'utilise surtout la pulpe de mes doigts.

Je rince à l'eau tiède avec des carrés de coton bio réutilisables.

2.

Je vaporise ma lotion mon eau florale pour bien rééquilibrer le pH de ma peau, enlever les traces de nettoyants et de calcaire asséchant ma peau.

3.

J'applique ensuite mon huile de massage (voir page 23) et j'effectue le massage liftant ou relaxant (voir pages 68-69 ou 70-71).

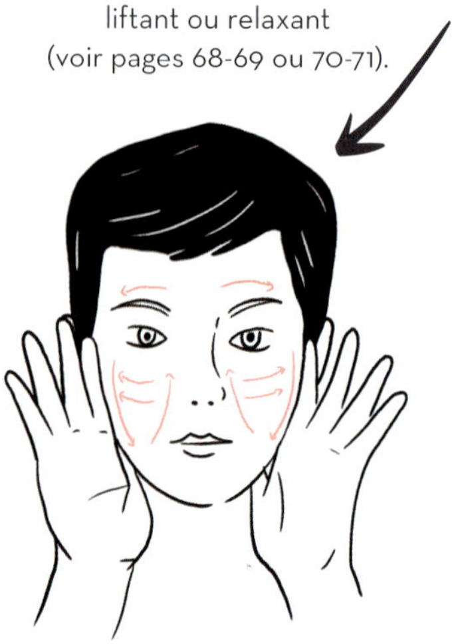

4.

Deux ou trois fois par semaine, lorsque j'ai plus de temps, je continue mon rituel du soir par un massage au Gua Sha (voir page 84). Divin pour se relaxer !

le tip de Delphine

Pour les peaux sensibles et réactives *ainsi que les personnes qui ne se maquillent pas, je ne conseille qu'un seul nettoyage pour ne pas agresser l'épiderme. En revanche, le nettoyage doit être plus long avec de l'huile et non de l'eau car celle-ci déshydrate la peau.*

OPTION RITUEL BOOSTANT

Cet automassage peut s'effectuer une à deux fois par semaine selon la sensibilité de votre épiderme.

De la même manière que pour le rituel du soir, je réalise un double nettoyage de ma peau. **Je commence par les deux premières étapes précédentes : le double nettoyage et la vaporisation de la lotion florale.**

3.

Puis j'utilise un exfoliant enzymatique, correspondant à mon type de peau (sèche, grasse ou mixte), et je le laisse poser 10 minutes durant lesquelles je peux utiliser un Roll-on ou des mushrooms chauds (quelques secondes sous l'eau chaude) pour optimiser sa pénétration. Cela prépare ma peau pour le soin boostant !

4.

Je rince le gommage puis j'applique mon masque boostant. Je le laisse poser 10 à 15 minutes. Si je veux optimiser mon temps, j'en profite pour réaliser un automassage du cou et du décolleté (voir pages 26 à 28). Je peux aussi utiliser le Roll-On chaud sur le masque pour augmenter les bienfaits.

5.

Avant d'enlever mon masque, je l'humidifie du bout des doigts avec de l'eau et je réalise les mêmes gestes que pour le massage liftant (voir page 66). Si votre peau est sensible, choisissez plutôt les mouvements du massage relaxant (voir page 72) ou le passage du Roll-On.

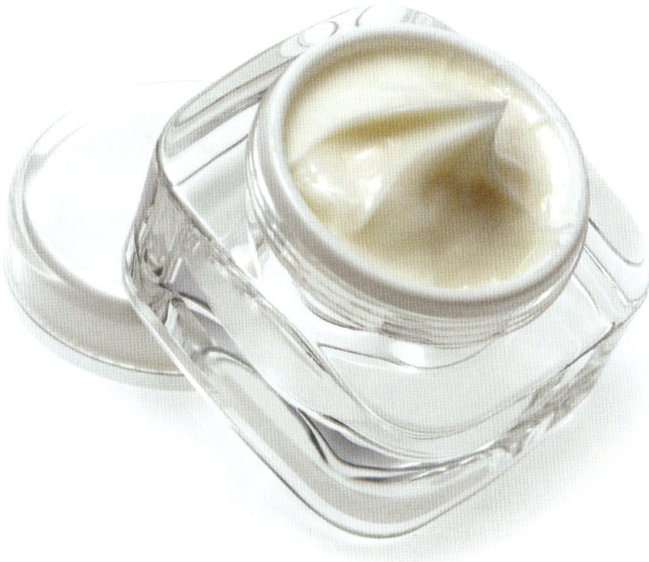

« ***Le rituel du soir est de loin le moment le plus important pour ma peau.*** Il nettoie non seulement la pollution de la journée mais il la régénère pour le lendemain. ***C'est aussi un moment où je passe psychologiquement à autre chose,*** comme si j'enfilais une seconde peau et que j'appuyais sur le bouton Reset. »

Cuir chevelu

Pour clore ce chapitre, j'ai envie de vous partager ce massage du cuir chevelu qui s'avère être très efficace pour détendre les tensions en fin de journée.

JE DÉTENDS MON MUSCLE TEMPORAL

En forme d'éventail, le muscle temporal se trouve de chaque côté de votre tête, au niveau des tempes. Le masser agit en oxygénant le système vasculaire et permet d'évacuer le stress. Il suffit que votre cuir chevelu se décolle de votre crâne pour qu'une sensation de bien-être soit ressentie presque instantanément ! Vous pouvez réaliser ce massage sur des cheveux secs et propres, ou après un shampoing sur vos cheveux humides.

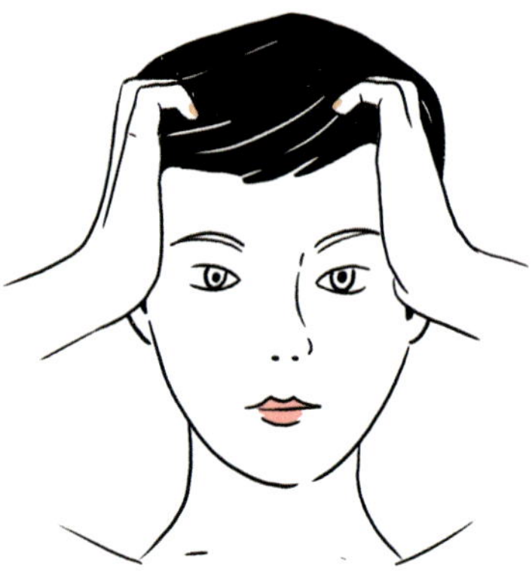

1

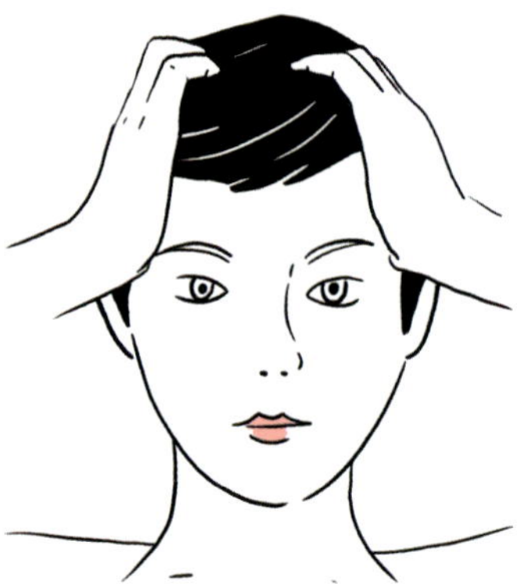

2

Avec l'éminence thénar de mes mains, je réalise des mouvements circulaires lents mais profonds sur ces trois zones du muscle temporal :

1. - la fosse temporale
2. - au-dessus de la queue du sourcil
3. - au-dessus et derrière de l'oreille

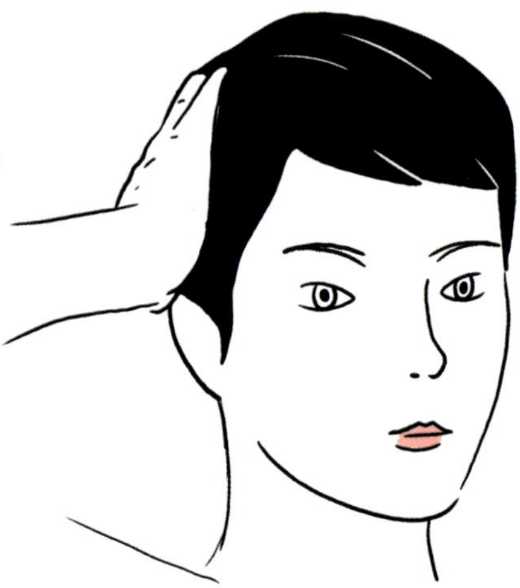

3

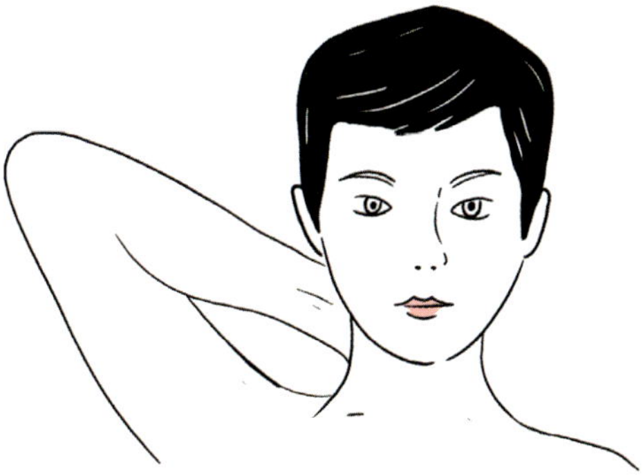

4

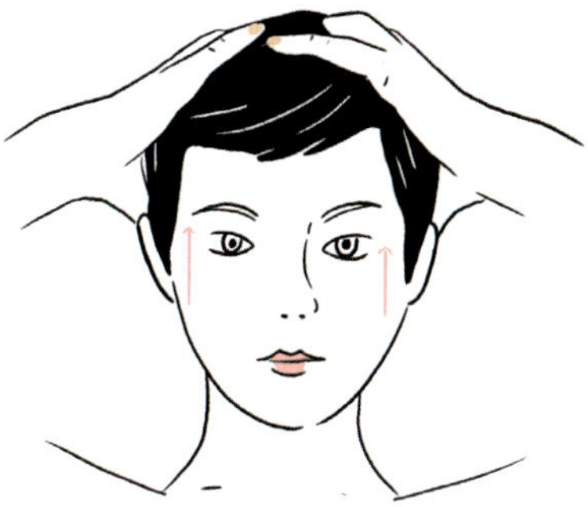

5

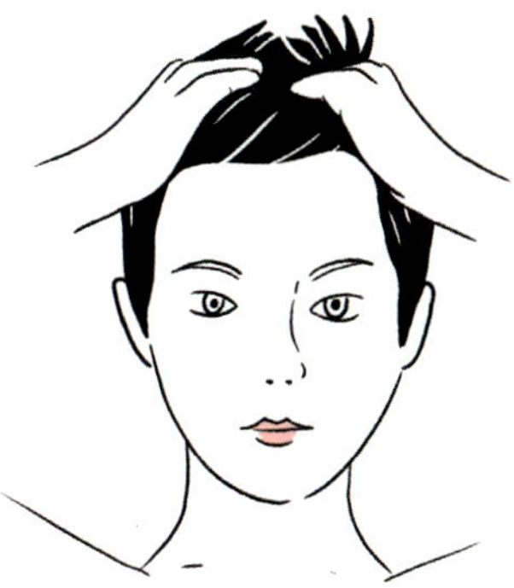

6

4. Puis j'attrape la peau de mon cou avec ma main (comme je ferai avec un chaton !) et je tire la peau puis la relâche et recommence.
5. Avec la pulpe de mes doigts, je lisse tout le muscle frontal en remontant jusqu'au milieu du cuir chevelu où je maintiens une pression de quelques secondes.
6. Au niveau de la racine des cheveux, j'effectue des mouvements circulaires avec une bonne pression et je termine en attrapant mes cheveux et les tirant légèrement vers le haut. L'afflux sanguin va décharger toutes les tensions et vous faire un bien fou !

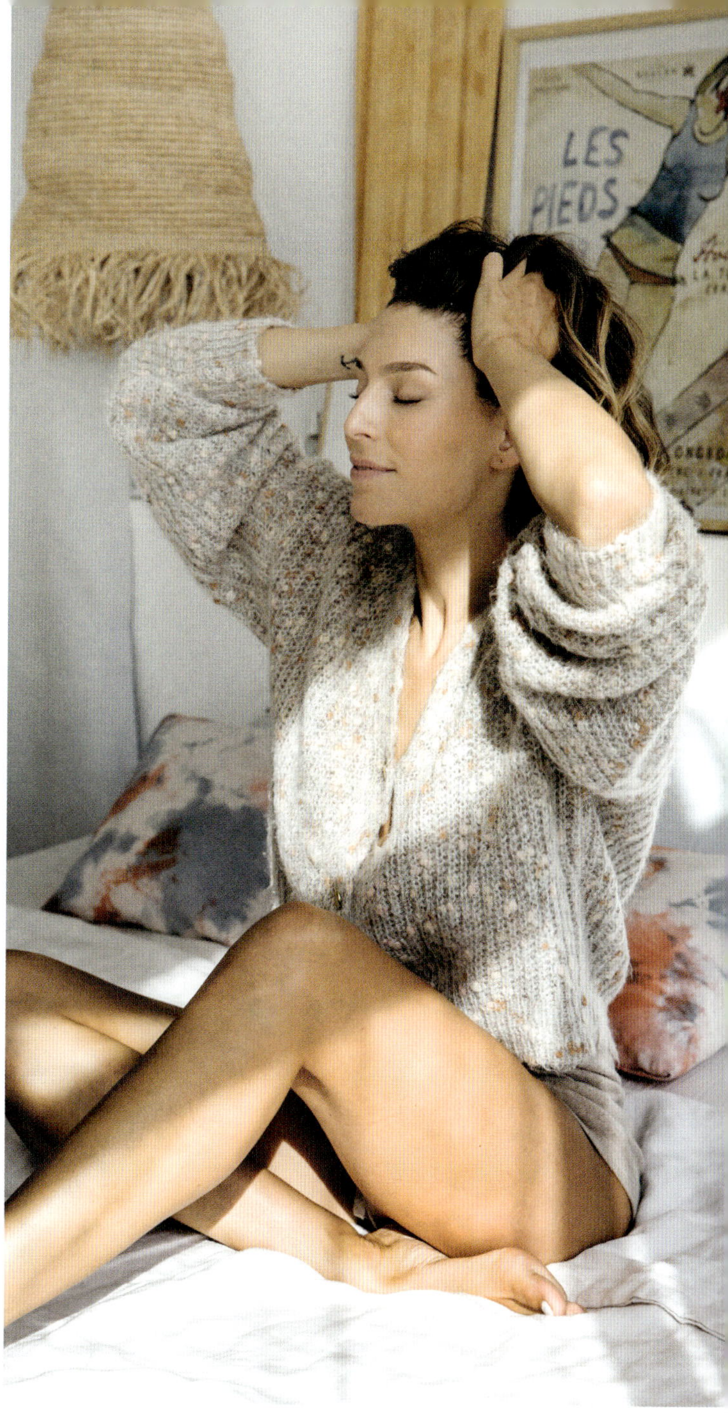

« ***À faire le soir*** dans son lit, sur le canap' ou pendant une pause à votre bureau ! »

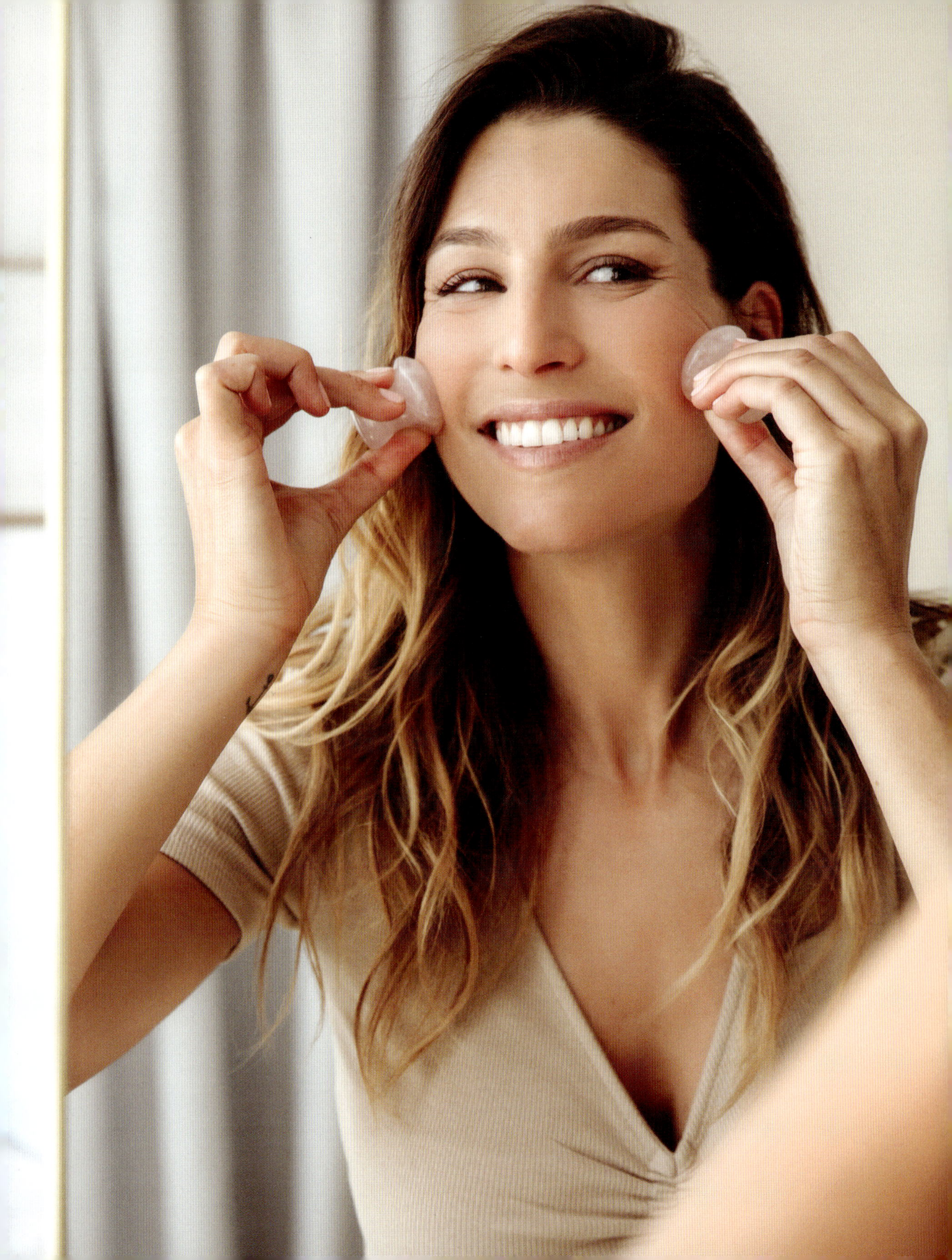

LES **BONS ACCESSOIRES**

Guasha, mushrooms, roll-on... Ces noms ne vous disent peut-être rien, mais dans quelques pages vous tomberez littéralement amoureuse de l'un d'eux (ou de tous !). **Parce qu'ils apportent un vrai plus aux bienfaits des automassages, qu'ils sont ludiques, précis et agréables à manier,** voici des routines à réaliser avec une petite trousse à outs' !

Le Gua Sha

Delphine m'a fait découvrir le Gua Sha dans son institut, un petit outil en quartz rose pour se masser le visage, et depuis j'en suis littéralement dingue ! Je m'en suis bien sûr procuré un et je suis sa routine à la lettre.

LE GUA SHA C'EST QUOI ?

Issu de la médecine chinoise traditionnelle, le Gua Sha désigne à l'origine une technique ancestrale qui consiste à racler la peau pour éliminer les toxines. « Gua » se traduit par grattage et « sha » par toxines.

SES BIENFAITS SUR LE CORPS

Le massage corporel Gua Sha active la circulation sanguine. L'outil (appelé aussi le Gua Sha) stimule en douceur les points énergétiques des méridiens pour éveiller toute l'énergie du corps : le Qi. Vertueux non ?

EN ESTHÉTIQUE

Le massage Gua Sha du visage se base donc sur les mêmes principes, il adapte les techniques traditionnelles du raclage pour travailler les tissus en profondeur, tonifier et lifter les muscles.

L'ACCESSOIRE

Le Gua Sha est très pratique car il propose plusieurs techniques :

• à plat sur le visage, il stimule et détoxifie la lymphe.
• en formant un angle à 90° avec le visage, son tranchant est parfait pour travailler les muscles, attraper la fibre musculaire, la lifter et la tonifier. Une merveille pour lutter contre le vieillissement cutané !

LE QUARTZ ROSE, UNE PIERRE PUISSANTE

Le Gua Sha peut être taillé dans différentes pierres telles que le quartz rose, l'aventurine verte, l'obsidienne noire, l'améthyste… Moi je suis une adepte du quartz rose qui est gorgé de vertus ! C'est la pierre du chakra du cœur, ce nœud énergétique de la médecine indienne, appelée aussi pierre de l'amour. Ses vibrations énergétiques sont ainsi apaisantes et réconfortantes et accroissent l'empathie et la sensibilité envers les autres. Le quartz rose aiderait également à réguler le système endocrinien, la tension artérielle, fortifierait le cœur et faciliterait l'élimination des toxines. Elle aurait aussi un pouvoir sur les ondes qui polluent notre atmosphère.

Le Gua Sha épouse tous les angles du visage ce qui rend les massages efficaces sur toutes les zones. Il existe plusieurs formes de Gua Sha, à vous de choisir avec lequel vous êtes le plus à l'aise.

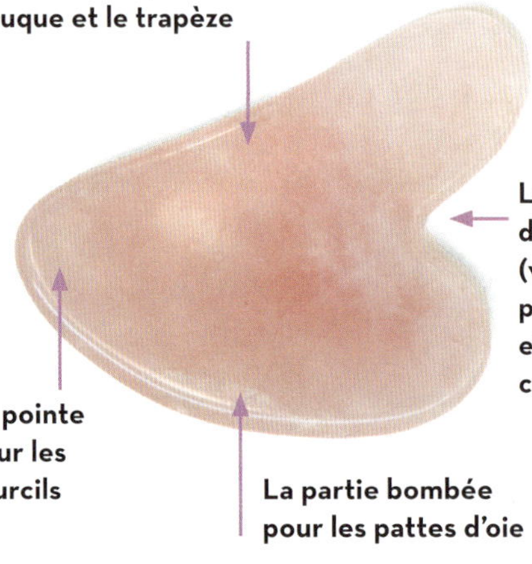

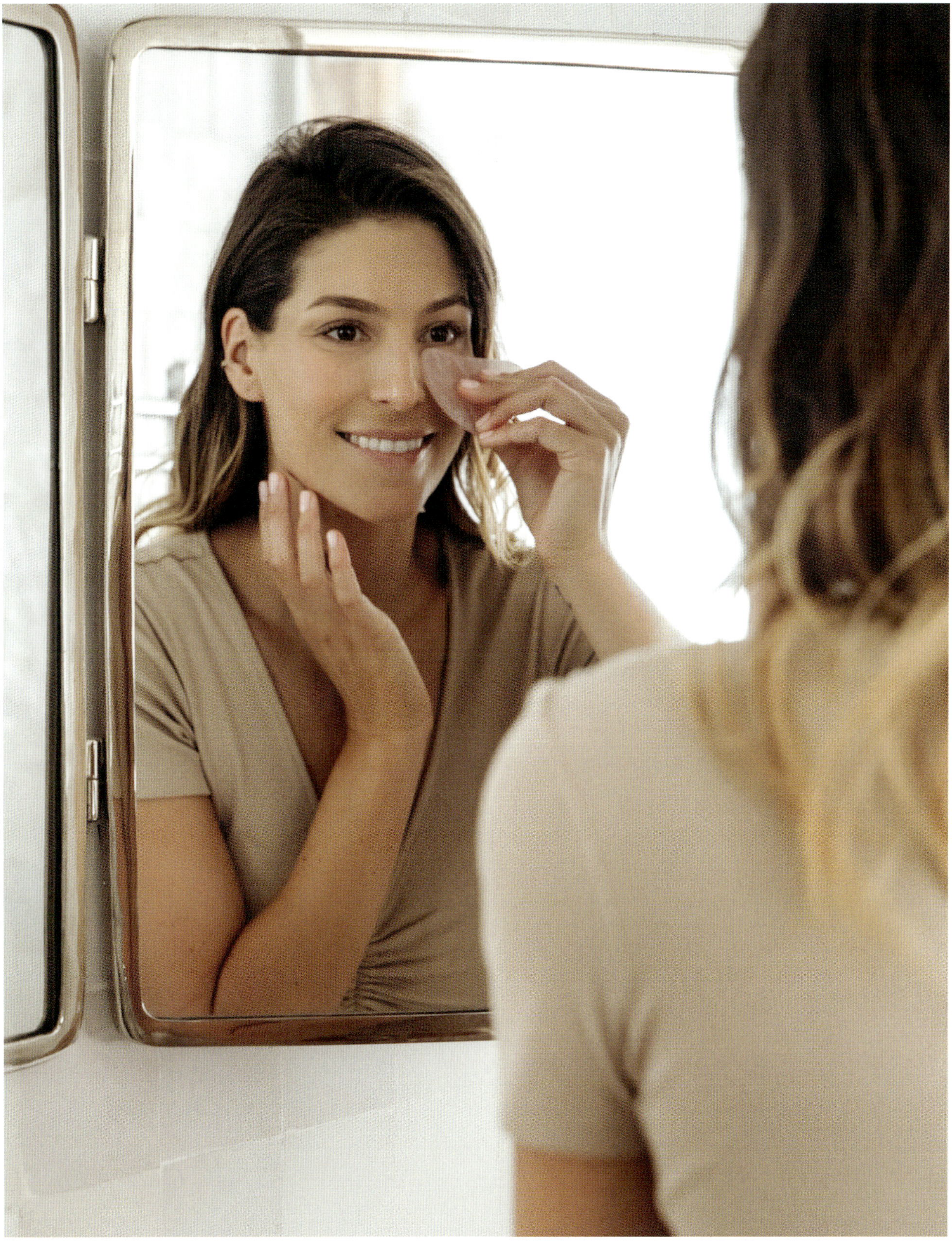

Le Gua Sha

LES EXERCICES

Je place toujours mon Gua Sha perpendiculairement à la zone du visage que je masse.

LE COU

Je positionne le tranchant de la partie incurvée du Gua Sha à la naissance de mon cou.

Je maintiens les tissus à la base de mon cou avec l'autre main.

Je réalise la technique de raclage en allant de bas en haut pour étirer la fibre musculaire.

Ma pression est moyenne à profonde.

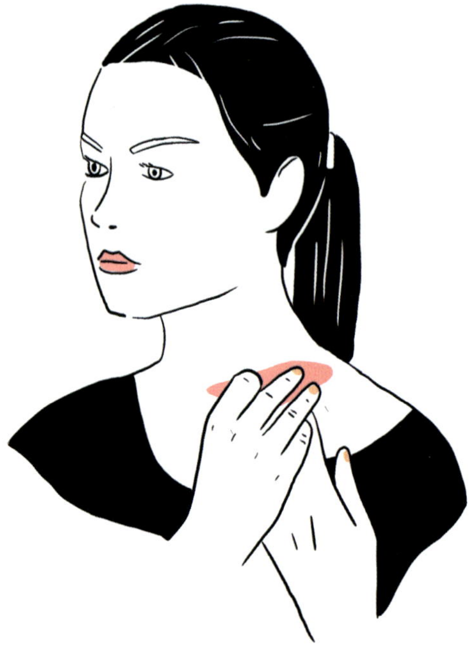

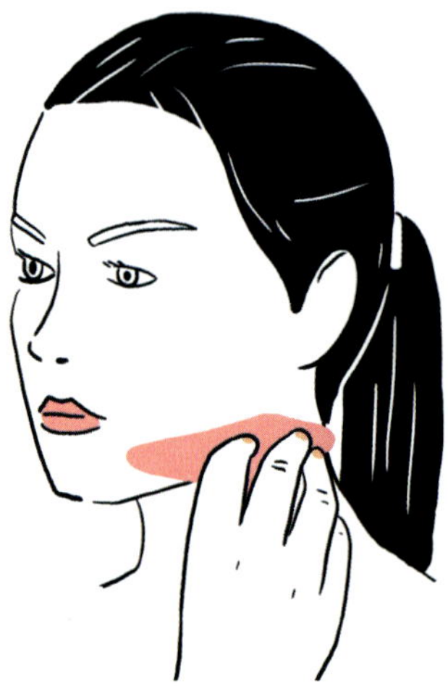

1

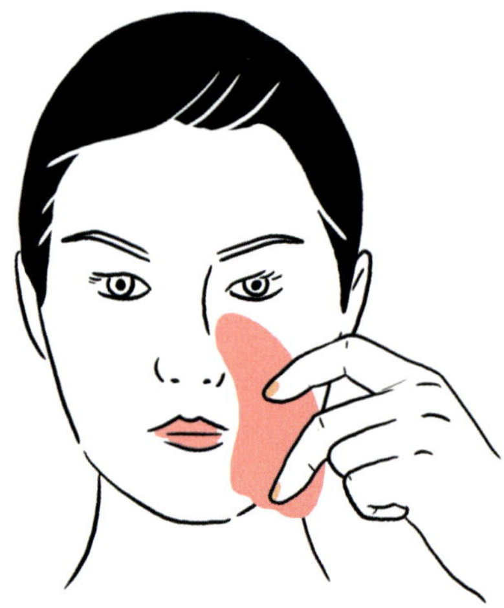

2

LES JOUES

Je vais réaliser la technique du quadrillage sur mes joues, avec la partie incurvée.

1. Je pars de la base de ma joue et je remonte vers la mâchoire jusqu'à l'os zygomatique pour lifter et tonifier.

2. Je me positionne dans l'autre sens, le tranchant du Gua Sha dans le sillon nasogénien et je racle de l'intérieur vers l'extérieur.

1

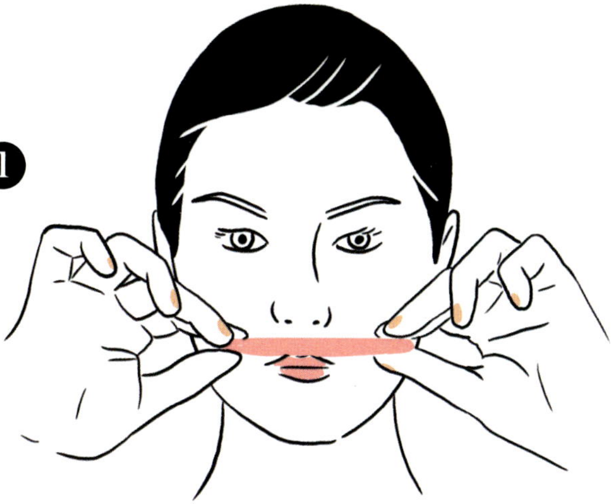

2

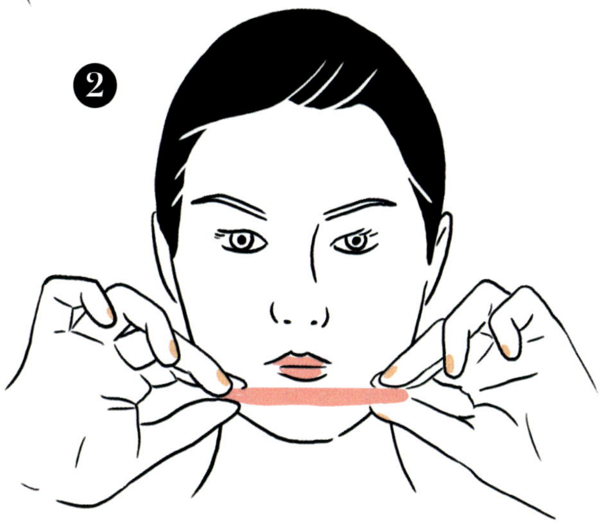

LES LÈVRES

J'enroule ma lèvre supérieure sur mes dents

1. Je positionne le tranchant de la partie incurvée entre mon nez et ma lèvre, le Gua Sha horizontal au sol. Dans un geste du haut vers le bas, je racle la peau. Comme si j'utilisais un rasoir !

2. Je recommence l'exercice sous la lèvre du bas (que j'enroule aussi sur mes dents) en positionnant le Gua Sha entre le menton et la lèvre.

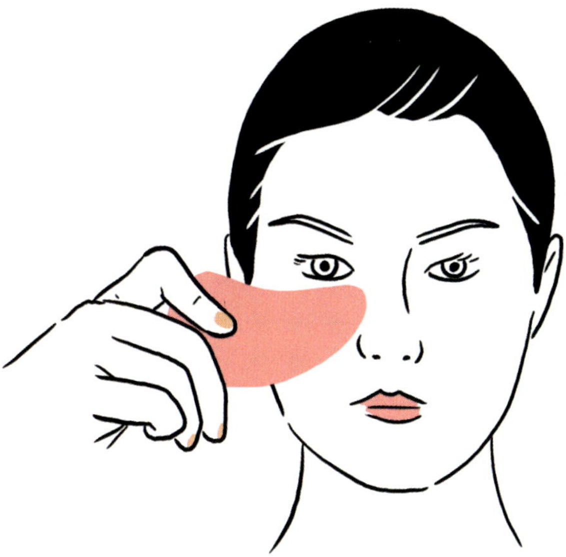

LE CONTOUR DE L'ŒIL

1. Après avoir bien rafraîchi sous l'eau ou au frigo mon Gua Sha, je le dépose à plat sur mon visage, la partie incurvée sous la paupière inférieure. Je le laisse ainsi pour un effet décongestionnant et vasoconstricteur. Cela va relancer la circulation sanguine et diminuer mes cernes et mes poches. Parfait le matin lorsque vous vous sentez un peu gonflée par la nuit !

2. Puis je lisse ma peau dans un mouvement allant de l'intérieur vers l'extérieur. Et je fais pareil pour l'autre côté du visage.

Le Gua Sha

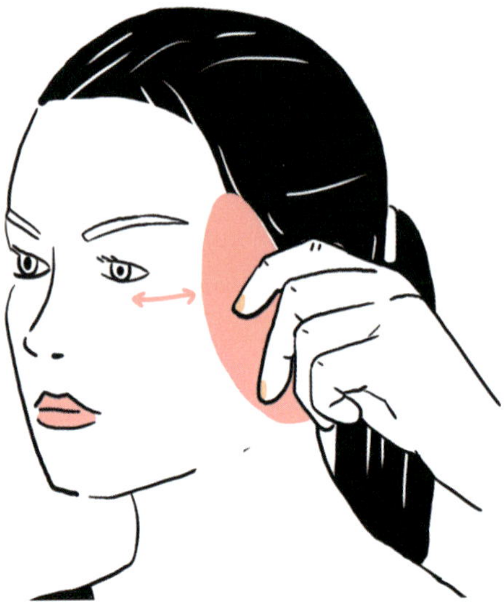

LA PATTE D'OIE

J'utilise cette fois la partie bombée du Gua Sha. Je racle de la tempe du coin externe de l'œil jusqu'à la racine des cheveux.

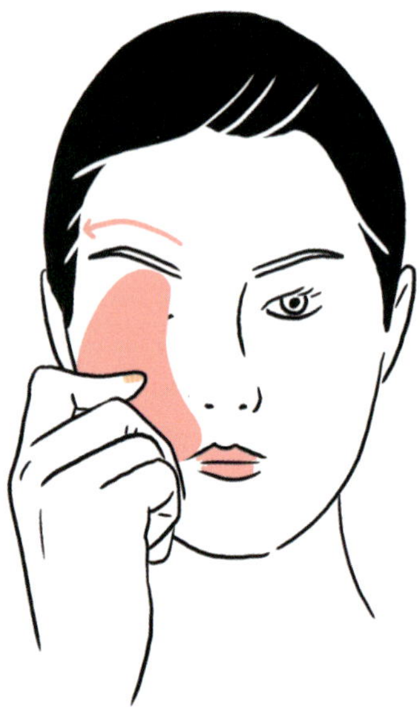

LE SOURCIL

Je place la pointe du Gua Sha sous mon sourcil pour attraper le muscle de l'orbiculaire de l'œil. Je vais lisser mon sourcil, dans un geste de l'intérieur vers l'extérieur.

le tip de Delphine

Grâce au Gua Sha, vous pouvez aussi détendre votre nuque et vos trapèzes après une journée de travail. Chauffez-le d'abord sous l'eau bien chaude pour un effet relaxant.

Utilisez la partie incurvée. Partez de l'occiput et raclez toute la nuque jusqu'aux trapèzes. Passez du temps sur les trapèzes pour détendre au mieux les tensions.

Si vous avez quelqu'un à côté de vous pour vous le faire, c'est encore mieux !

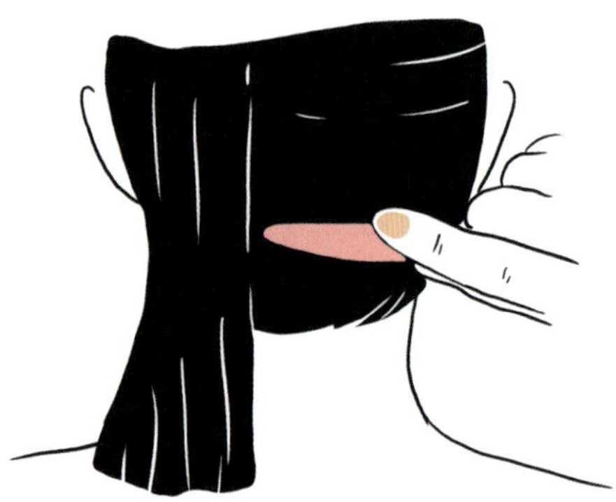

LE FRONT

Je place la partie incurvée du Gua Sha au centre de mon front et perpendiculairement à celui-ci.

Et je fais la technique du quadrillage :
1. je racle de l'intérieur vers l'extérieur
2. puis du bas vers le haut en tournant mon Gua Sha.

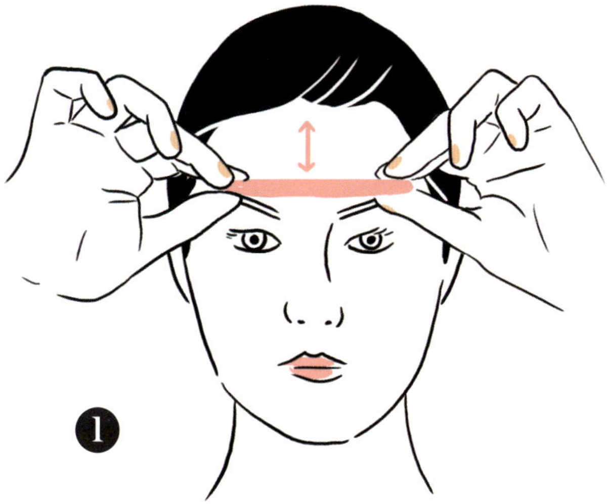

1

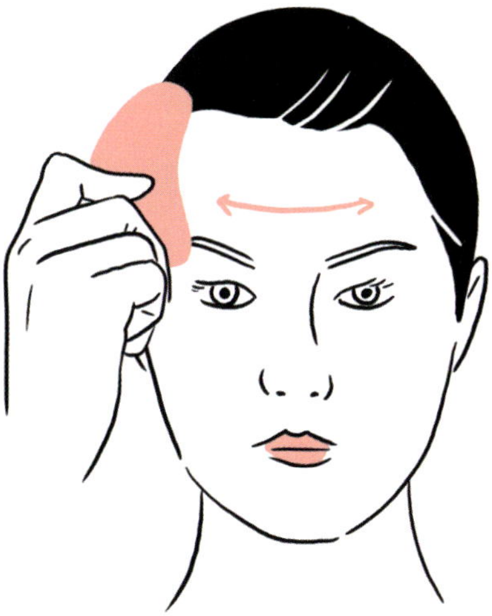

2

« Destiné au contour des yeux, ***rien n'empêche pour autant de le mettre sur le front,*** toujours très froid ou au niveau de l'ovale pour le raffermir. ***Il est aussi idéal pour les sinus.*** »

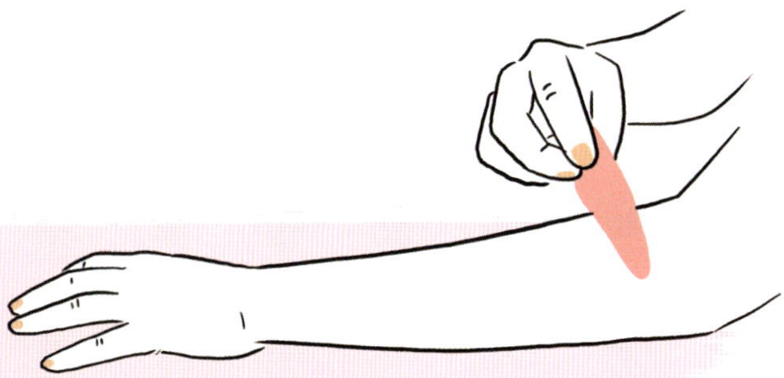

Pour soulager le canal carpien

Lorsque je passe du temps sur l'ordinateur, je ressens parfois des douleurs au poignet, au niveau du canal carpien. Pour soulager celle-ci, je racle mes avant-bras avec la partie incurvée du Gua Sha. Je frotte pour détendre les tensions et toxines.

Les mushrooms

Ma rencontre avec mon premier mushroom a été un véritable coup de foudre ! Dès que j'ai commencé à le toucher, j'ai craqué pour sa texture douce et lisse et quand je l'ai déposé sur mon visage, ce fut un pur orgasme ! Vous voulez en savoir plus ?

LE MUSHROOM, C'EST QUOI ?

Un petit champignon magique en quartz rose très ergonomique et polyvalent ! Parfait pour se masser le contour des yeux, les sinus, les tempes, les masséters... Mais aussi pour détendre les tensions musculaires faciales.

SES BIENFAITS SUR LE VISAGE

Tout comme le roll-on ou le Gua Sha, le mushroom active la circulation sanguine donc améliore les échanges cellulaires. Selon la façon dont on se masse le visage avec, les mushrooms pourront être utilisés pour lifter le visage et lutter contre le relâchement, mais aussi prévenir l'apparition des rides et ridules si on les utilise avec une pression plus profonde. C'est aussi un bel outil pour stimuler la lymphe. En bref, un accessoire antiâge et bonne mine !

L'ACCESSOIRE

Les mushrooms en quartz rose sont particulièrement doux, très arrondis, idéaux pour le ressenti du visage ! Faciles à utiliser, chauds ou froids, ils sont aussi très ludiques. Je les adore ! Ce sont des outils parfaits pour commencer les automassages et pour celles qui ne se sentent pas encore assez à l'aise avec leurs mains.

Très ergonomique pour la tenue en main

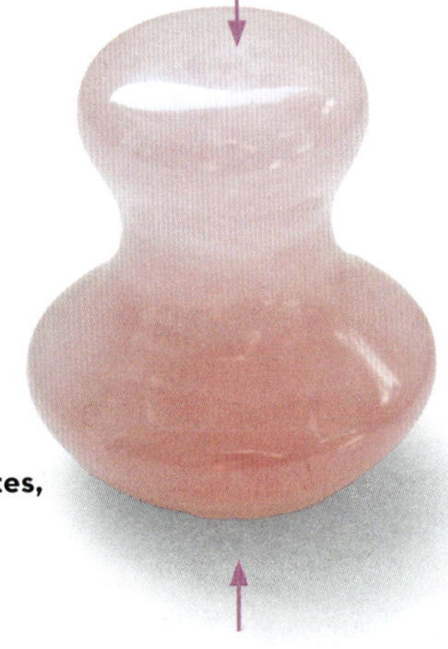

Tranchant pour sculpter l'ovale, sous les pommettes, les sourcils...

Face bombée pour épouser les creux du visage comme les tempes, les joues...

LES EXERCICES

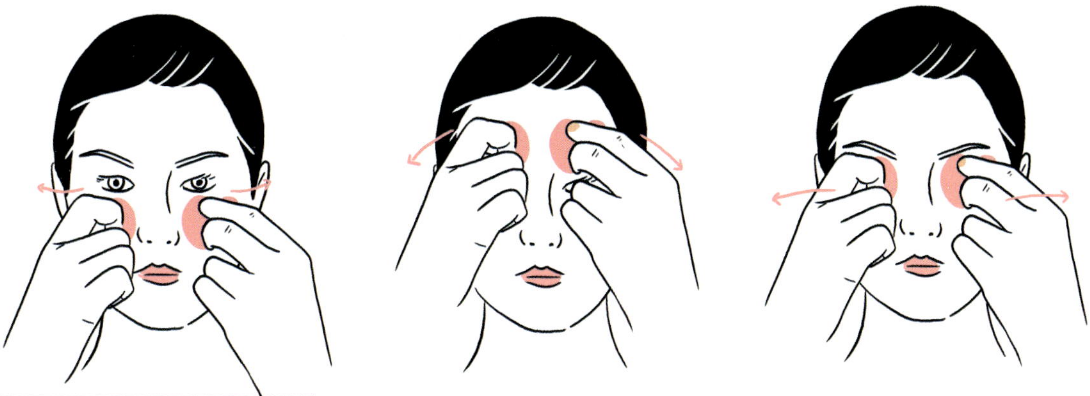

CONTOUR DES YEUX

Mushrooms bien froids

Je pars du coin interne de l'œil et je fais trois lissages au niveau de l'orbiculaire inférieur, trois au niveau de l'orbiculaire supérieur puis directement sur le globe oculaire en allant bien jusqu'aux tempes. Puis je recommence.

le tip de Delphine

Gardez vos mushrooms sur votre table de nuit *et faites des lissages au niveau des yeux pour un réveil en douceur et un regard frais !*

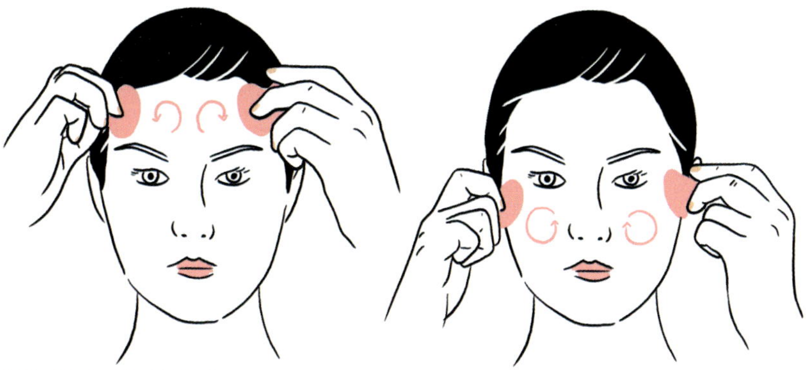

VISAGE RELAX

Mushrooms bien chauds

J'applique mon huile et je pars dans des mouvements circulaires en totale freestyle ! Partout sur le visage, le contour des yeux, les tempes, la nuque... Là où cela me fait du bien.

L'objectif : le chaud va détendre et relaxer mes muscles, atténuer des éventuelles douleurs et la peau va mieux absorber les bienfaits de l'huile. La circulation sanguine va se relancer et le visage aura une meilleure oxygénation. Une pure action antiâge et un automassage terriblement agréable !

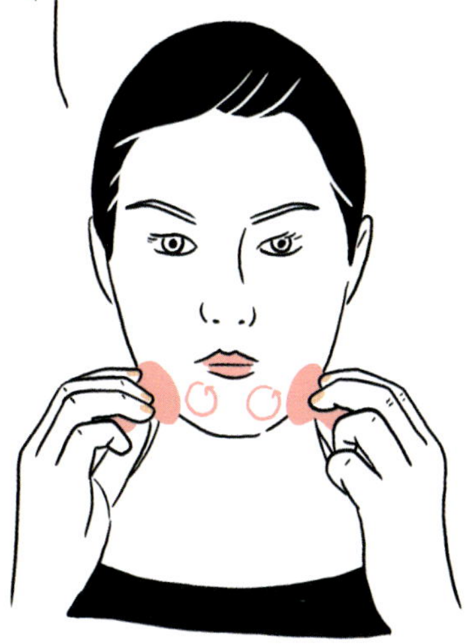

Les mushrooms

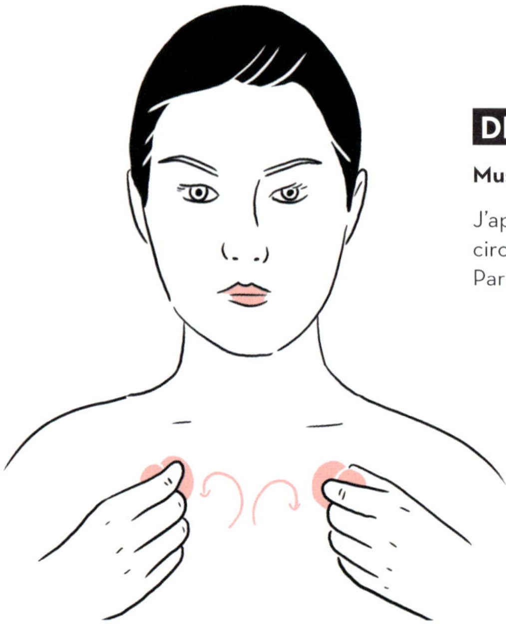

DÉCOLLETÉ

Mushrooms bien chauds

J'applique mon huile et je réalise des mouvements circulaires pour relaxer la zone, faire pénétrer l'huile, etc. Parfait pour raffermir les tissus et réduire les rides.

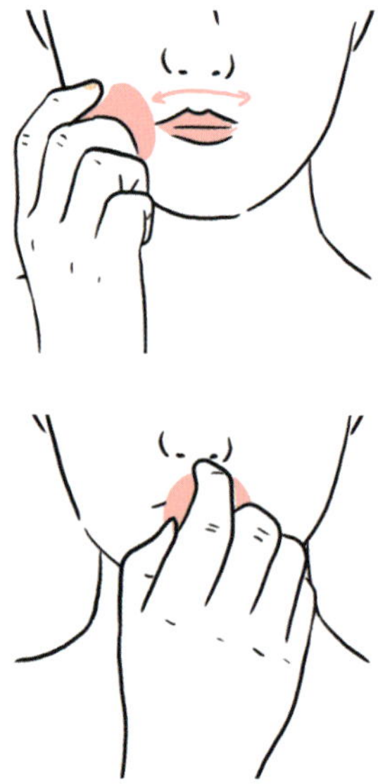

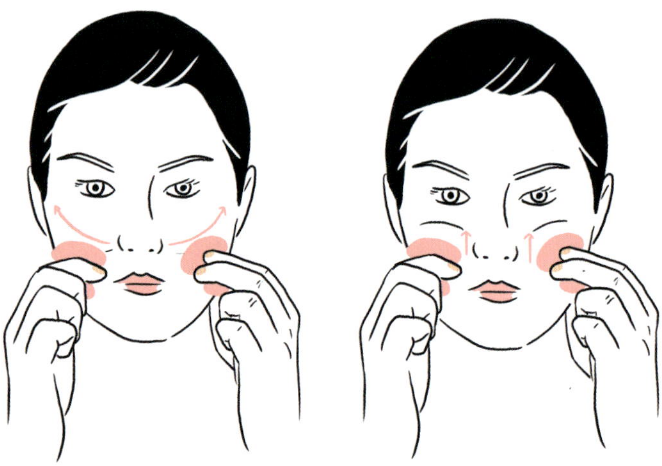

POMMETTES

Mushrooms bien froids

Je pars de l'aile du nez et je vais sculpter mes pommettes avec le tranchant du champignon. Je fais plusieurs fois le tour de mes pommettes. Un effet push up immédiat à faire avec une soirée.

BOUCHE

Mushrooms bien chauds

Je vais relaxer l'orbiculaire de la bouche pour ralentir l'apparition des rides tout autour. Je fais tout le tour de ma bouche avec mon mushroom pendant quelques secondes.

Mushrooms bien froids

En faisant des mouvements rapides et peu profonds, je réalise des va-et-vient d'une commissure à l'autre pour aller repulper mes lèvres.

MASSÉTERS

Mushrooms bien chauds

Lorsque l'on est tendue ou stressée, il nous arrive de contracter la mâchoire et donc le muscle masseter. Parfois même, nous le faisons la nuit lorsque nous grinçons des dents.

Je fais donc des mouvements circulaires sur les masseters pour diffuser la chaleur sur les muscles et les relaxer. Puis je vais lisser le champignon du haut vers le bas, de manière lente et profonde du haut vers le bas.

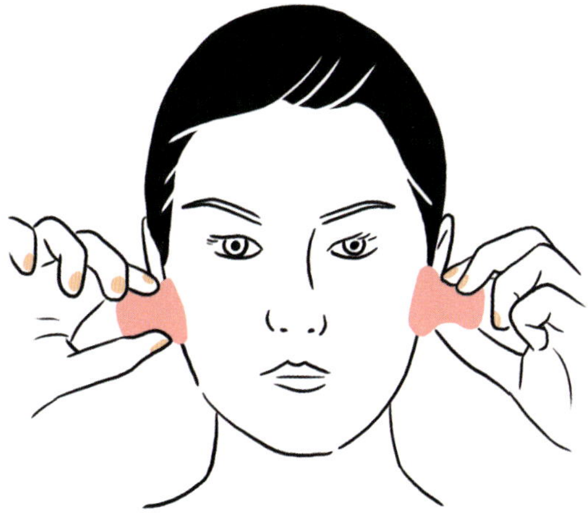

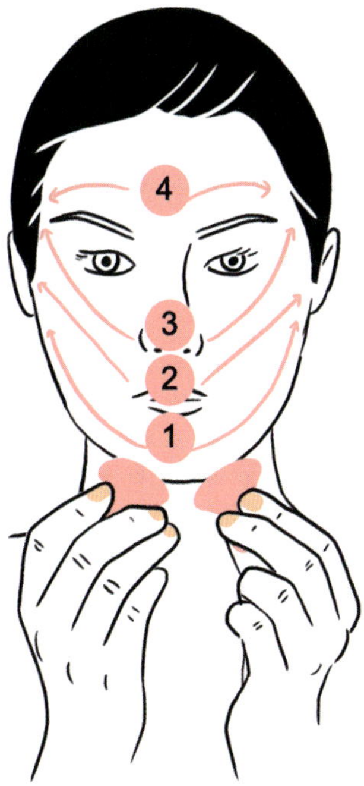

JE SCULPTE !

Mushrooms bien froids

Après ma crème de jour le matin, je fais cette technique pour rehausser mes traits. Le mouvement de lissage est toujours de l'intérieur vers l'extérieur.

1. Je pars du menton jusqu'aux lobes des oreilles : je fais 5 lissages avec mes deux mushrooms.
2. Puis des commissures des lèvres jusqu'au milieu des oreilles x5
3. Avec le tranchant cette fois, je fais de l'aile du nez jusqu'aux tempes (sous la pommette) x5
4. Toujours avec le tranchant, je pars du coin interne du sourcil jusqu'au coin externe. x5

SINUS

Mushrooms chauds puis froids

Si j'ai un début de rhume : je fais des petits mouvements circulaires en partant du haut du nez jusqu'au bas du nez.
Puis de grands lissages du haut vers le bas.
Enfin, au niveau des ailes du nez, j'étire et j'inspire en même temps pour ouvrir les sinus.

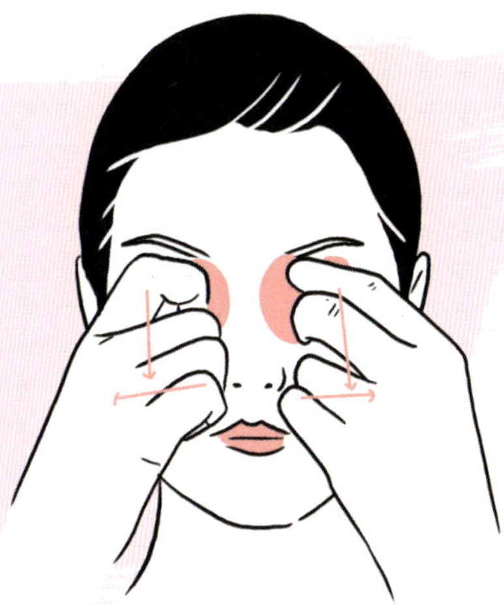

La ventouse

Le matin, lorsque j'ai le visage creusé ou fatigué, la ventouse devient ma meilleure amie. Un outil qui paraît compliqué mais qui s'avére en fait être un jeu d'enfant !

LA VENTOUSE, C'EST QUOI ?

La technique de la ventouse, nommée aussi la *cupping* thérapie aux US, est issue de la médecine chinoise traditionnelle et est utilisée pour relancer les méridiens (des sortes de petites autoroutes d'énergie dans notre corps). En effet, certains blocages énergétiques peuvent entraîner des douleurs musculaires, des sciatiques, mais aussi des insomnies, des rhumes... Et miracle, la ventouse peut soulager ces maux !

SES BIENFAITS SUR LE VISAGE

La ventouse va stimuler la circulation sanguine grâce à son aspiration. L'effet bonne mine est alors immédiat ! Elle apporte aussi un effet drainant car elle active la circulation lymphatique, idéal pour les teints ternes, brouillés, les teints de fumeuses, mais aussi les imperfections, les microkystes... C'est aussi une technique topissime pour repulper les traits et agir contre les rides !

BIEN L'UTILISER

Votre peau doit être bien nettoyée et huilée pour créer une bonne « succion ». Utilisez l'huile de votre choix. Vous allez d'abord pincer la poire de la ventouse pour chasser l'air puis venir fixer l'embout de la ventouse sur votre visage, et enfin relâcher la pression au niveau de la poire, ce qui va aspirer la peau ! Vous allez ainsi pouvoir bouger la ventouse sur votre visage (on appelle cela une aspiration lissée). Si vous voulez la retirer, chassez l'air avant de la retirer de votre peau. Si vous tirez sans chasser l'air de la ventouse vous risquez de créer un hématome ou une rougeur... Pas chouette.

Une forme facile à manier pour surfer sur l'ensemble du visage

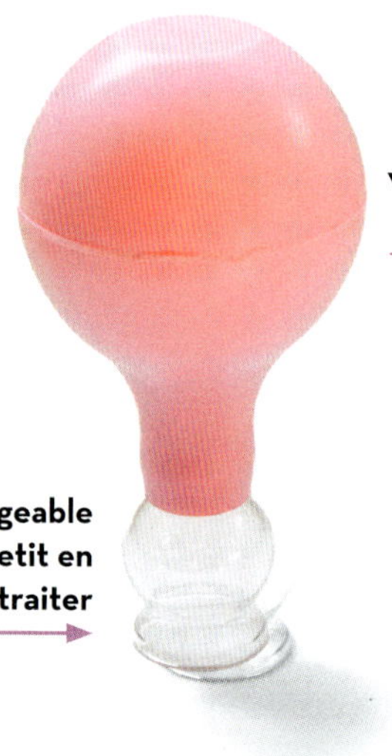

La poire de la ventouse à presser et relâcher

L'embout interchangeable plus ou moins petit en fonction des zones à traiter

LES EXERCICES

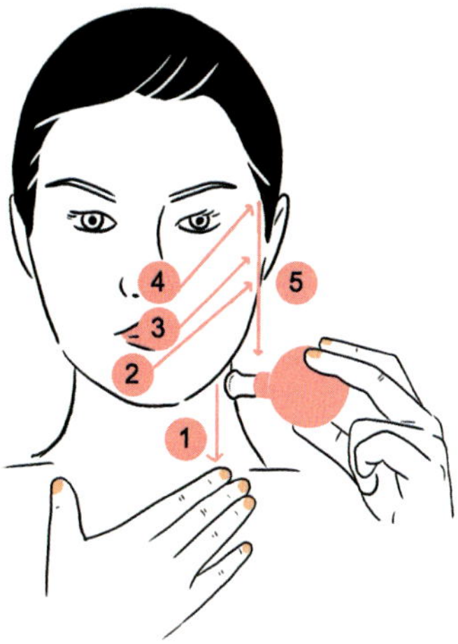

JE DRAINE !

Avec ma main gauche, je maintiens ma peau et je réalise avec ma main droite 5 fois ces 5 aspirations lissées, c'est-à-dire que j'effectue un lissage avec la ventouse une fois que je l'ai positionnée sur ma peau.

1. J'effectue la succion au niveau du haut du cou puis je descends jusqu'en bas du cou tout en maintenant ma peau au niveau des clavicules.

2. Je fais pareil en partant du milieu du menton et je me dirige jusqu'au lobe de l'oreille, tout en maintenant ma peau au niveau du menton.

3. Je pars de la commissure des lèvres jusqu'au milieu de l'oreille, tout en maintenant ma peau au niveau de la commissure.

4. Je pars de l'aile du nez, je passe sous la pommette et je vais jusqu'à la tempe, tout en maintenant ma peau au niveau de l'aile du nez.

5. Je pars de la tempe et je me dirige jusqu'en bas du cou, tout en maintenant ma peau au niveau des clavicules.

Puis je change de côté et j'inverse les mains.

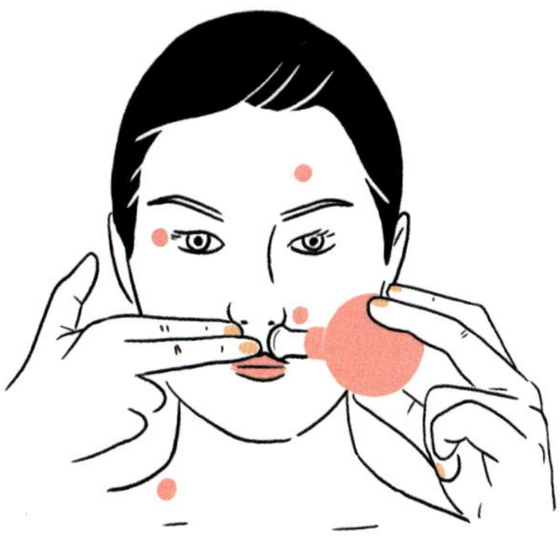

JE REPULPE !

Je vais réaliser des aspirations lâchées tout le long du pli de mes rides pour les atténuer. Vous allez voir, c'est magique !

1. Au niveau du sillon nasogénien : je fais une petite aspiration de deux secondes puis je relâche et je décale sur toute la zone du sillon

2. Je continue au niveau des pattes d'oie, des rides frontales, des rides de la bouche avec un embout plus petit. C'est très facile.

3. Au niveau du cou du décolleté : je réalise la même technique, tout simplement !

Enfin, je réalise des aspirations lissées au niveau du pli de mes rides. C'est le même principe que pour l'exercice drainant plus haut, en suivant le sillon de la ride.

BONNE MINE

Je réalise le même geste que pour le drainage lymphatique en suivant les chemins ci-contre. puis, après chaque passage, je lisse la zone avec ma main. J'effectue toujours cette alternance : ventouse / main.

1. Du menton au lobe de l'oreille
2. De la commissure des lèvres à l'oreille
3. De l'aile du nez en passant sous la pommette et jusqu'aux tempes
4. Sous l'œil
5. Sur les tempes
6. Sur le front

N'oubliez pas l'autre côté du visage.

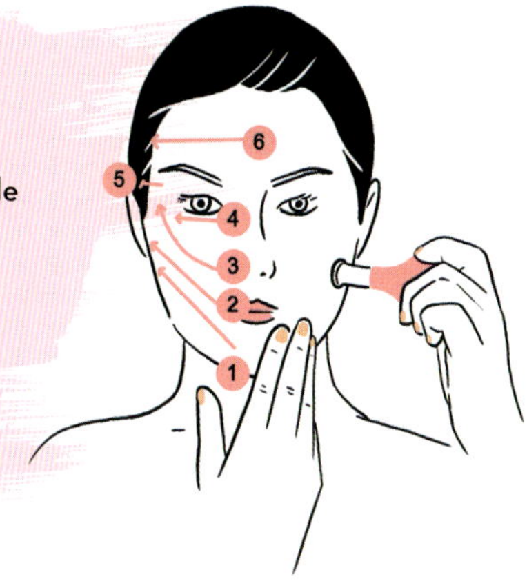

Le masque en quartz rose

Pour clore en beauté ce livre sur les automassages, voici un accessoire pour lequel j'ai craqué et qui illumine votre visage sans même que vous bougiez le petit doigt ! Vous avez simplement à vous détendre sur votre canapé…

L'ACCESSOIRE

Créé avec des dizaines de pierres semi-précieuses de quartz rose finement taillées et tissées les unes aux autres, cet accessoire offre un vrai moment de détente chez soi !

SES BIENFAITS SUR LE VISAGE

Il permet de lâcher la tension oculaire accumulée pendant la journée, de soulager des maux de tête, des yeux douloureux. Il a aussi un effet décongestionnant car il relance la microcirculation sanguine et donc réduit les poches et les cernes. À cela s'ajoutent les vertus de la pierre de quartz rose qui vont entrer en résonance avec nos cellules et agir positivement sur notre corps et notre esprit.

L'UTILISATION

Après l'avoir bien fait refroidir dans mon frigo, je dépose le masque sur mes yeux. Le bandeau glacial, un peu lourd (ce qui le rend encore plus agréable) va permettre de relaxer mon visage. J'en profite pour me faire un moment rien qu'à moi avec musique douce et bougie parfumée. Un pur délice ! Lorsque je retire le masque au bout de 15-20 min, je ressens encore sa fraîcheur pendant une bonne demi-heure.

Où le trouver ?

Sur le site www.rollonjade.com, vous trouvez le masque, mais aussi des mushrooms et des Gua Sha.

COMMENT LE NETTOYER ?

Déposez-le près de votre fenêtre le soir et il se rechargera sous la lumière de la lune ! Vous pouvez aussi faire brûler un peu de sauge ou du bois de Palo Santo (reconnu pour ses vertus purifiantes et relaxantes apportant paix et harmonie) dans une casserole près du masque. La fumée se chargera du nettoyage énergétique.

« Destiné au contour des yeux, ***rien n'empêche pour autant de le mettre sur le front,*** toujours très froid ou au niveau de l'ovale pour le raffermir. ***Il est aussi idéal pour les sinus un peu pris lorsque vous avez un rhume*** (à déposer encore froid). »

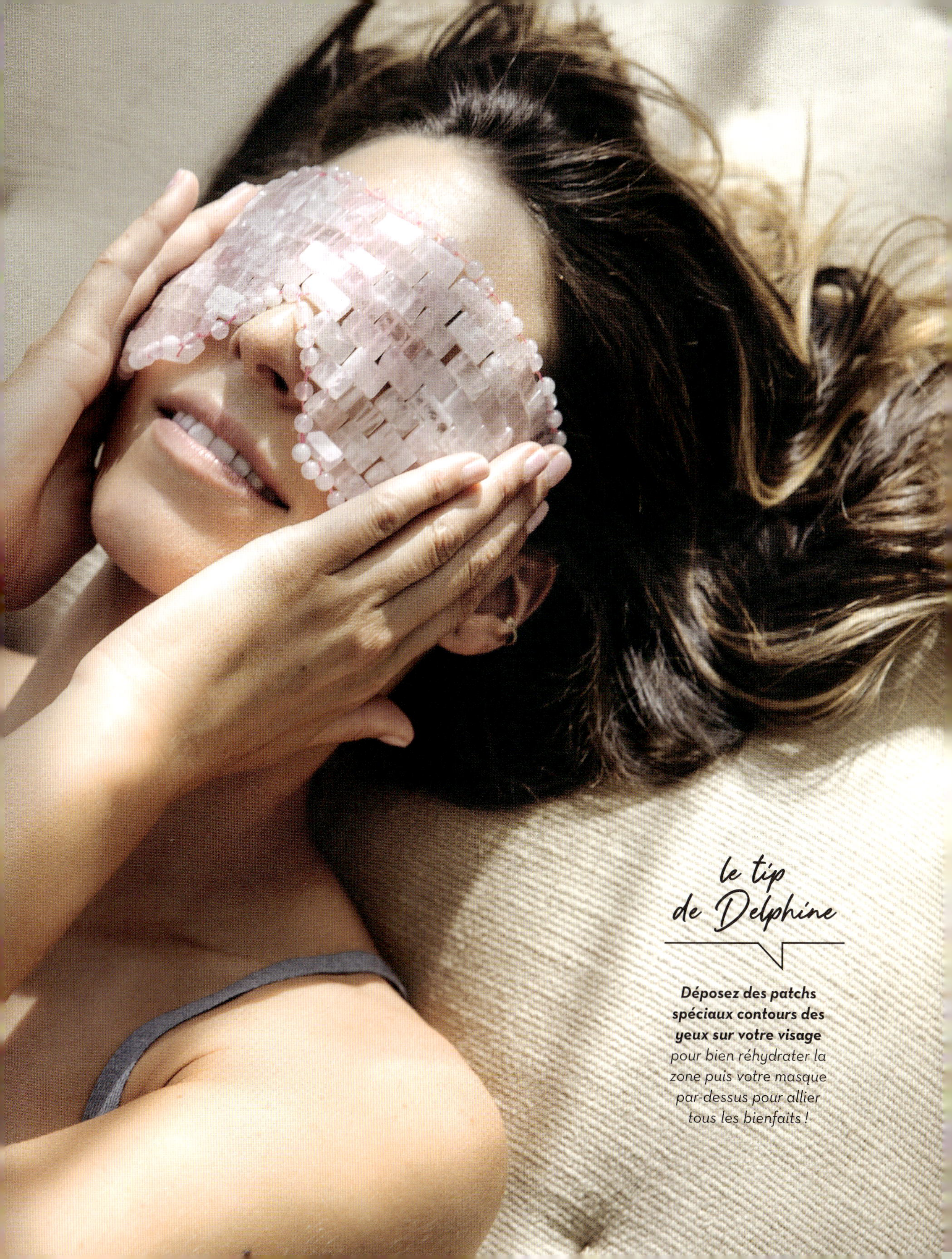

le tip de Delphine

Déposez des patchs spéciaux contours des yeux sur votre visage *pour bien réhydrater la zone puis votre masque par-dessus pour allier tous les bienfaits !*

MERCI À

& Other Stories (page 60), April please (pages 12 et 42), Charlie Joe (couverture et page 78), Etam (pages 4, 12 et 42) , Not shy (pages 52 et 78) et Tityaravy (page 60) pour le prêt des tenues et accessoires.

CRÉDITS PHOTOGRAPHIQUES

Line Brusegan, sauf : page 12 © Shutterstock/Jimmy Ryan ; page 18 © Shutterstock/masa44 ; page 19 © Shutterstock/StudioPhotoDFlorez ; page 75 © Shutterstock/photoheunter ; page 77 © Shutterstock/imagehub

ISBN : 978-2-412-07272-1

Dépôt légal : octobre 2021

Imprimé en France par Estimprim

Éditions First, un département d'Edi8
92, avenue de France
75013 Paris
01 44 16 09 00
firstinfo@efirst.com
www.editionsfirst.fr